Gulbahor Bektasheva
Boburbek Abdulazizxojiyev

Tratamento da anemia por deficiência de ferro com medicamentos que aumentam a eritropoiese

Gulbahor Bektasheva
Boburbek Abdulazizxojiyev

Tratamento da anemia por deficiência de ferro com medicamentos que aumentam a eritropoiese

ScienciaScripts

Imprint

Cover image: www.ingimage.com

This book is a translation from the original published under ISBN 978-620-8-16999-2.

Publisher:
Sciencia Scripts
is a trademark of
Dodo Books Indian Ocean Ltd. and OmniScriptum S.R.L publishing group

120 High Road, East Finchley, London, N2 9ED, United Kingdom
Str. Armeneasca 28/1, office 1, Chisinau MD-2012, Republic of Moldova, Europe
Printed at: see last page
ISBN: 978-620-8-29378-9

INSTITUTO MÉDICO ESTATAL DE ANDIJAN

UDK: 616.155.194.8+616.152

Abdulazizxojiyev Boburbek Rasuljon o'g'li

Bektasheva Gulbahor Muhammadisak qizi

Tratamento da anemia por deficiência de ferro com medicamentos que aumentam a eritropoiese

MONOGRAFIA

Conteúdo

ANOTAÇÃO

De acordo com a Organização Mundial de Saúde, cerca de 4 mil milhões de pessoas no mundo têm deficiência de ferro no seu corpo e pelo menos metade delas sofre de anemia por deficiência de ferro. É a TTA que está na origem do stress, de uma diminuição da capacidade de trabalho nos adultos e nas crianças e de um atraso no crescimento e no desenvolvimento das crianças. Isto deve-se aos indicadores gerais de qualidade de vida, ao desenvolvimento da comunidade e às condições ambientais. Regra geral, a deficiência de ferro pode ser determinada pelo facto de o organismo receber uma quantidade de microelemento D-agi inferior às suas necessidades ou libertar mais do que o possível. O ferro é um microelemento indispensável, entra em muitas enzimas e tecidos que estão envolvidos no transporte de oxigénio no corpo, proporciona o trabalho das cadeias respiratórias mitocondriais, reacções regenerativas das células e proteção antioxidante. Com a ajuda do ferro, são asseguradas as regiões do crescimento e do envelhecimento, o aparecimento de novas células e a morte das antigas, a hematopoiese, a oxigenação dos or-GANs e dos tecidos, a regulação dos genes e da síntese de ADN, a síntese de esteróides e a eficácia dos medicamentos, o trabalho do sistema nervoso e imunitário. A necessidade diária de ferro nos seres humanos varia consoante muitos parâmetros: sexo, idade, geografia. Por exemplo, nas raparigas em idade reprodutiva, a necessidade diária de ferro é de cerca de 2 mg, nas mulheres, especialmente nas fases mais avançadas - até 6 mg, nos homens mais velhos - 1 mg/leite no total. Particularmente importante é o apoio ao equilíbrio correto de ferro para as mulheres que têm uma menstruação regular ou um parto. Neste estudo são estudados quais os riscos dos casos de deficiência de ferro, como se manifestam, o seu diagnóstico atempado e a escolha da terapia correta. Nesta monografia, o mu é amplamente abordado, centrando-se em questões de alusão.

LISTA DE ABREVIATURAS

ADF - anemia por deficiência de ferro

WHS - Sociedade Mundial de Saúde

ID- deficiência de ferro

ARMMC- Centro Médico Multidisciplinar Regional de Andijan

B12 - vitamina 12 (cianocobolamina)

ADN - ácido dezoxirribonucleico

IA- índice de aterogenicidade

IID- um indicador integral de dinâmica

INTRODUÇÃO

De acordo com a Organização Mundial de Saúde, cerca de 4 mil milhões de pessoas no mundo têm deficiência de ferro no seu corpo e pelo menos metade delas sofre de anemia por deficiência de ferro. É a TTA que está na origem do stress, da diminuição da capacidade de trabalho em adultos e crianças e do atraso no crescimento e desenvolvimento das crianças. Os investigadores descobriram que a proporção de mulheres nos países desenvolvidos expostas à TT e à TTA é inferior à das mulheres nos países em desenvolvimento. Este facto deve-se aos indicadores gerais de qualidade de vida, ao desenvolvimento da comunidade e às condições ambientais. Regra geral, a deficiência de ferro pode ser determinada pela ingestão de uma quantidade de microelemento no organismo inferior à necessária ou pela libertação de uma quantidade superior à possível. O ferro é um microelemento indispensável, entra em muitas enzimas e tecidos que estão envolvidos no transporte de oxigénio no corpo, proporciona o trabalho das cadeias respiratórias mitocondriais, reacções regenerativas das células e proteção antioxidante. Com a ajuda do ferro, são assegurados os processos de crescimento e envelhecimento, o aparecimento de novas células e a morte das antigas, a hematopoiese, o fornecimento de oxigénio aos órgãos e tecidos, a regulação da síntese de genes e de ADN, a síntese de esteróides e a eficácia dos medicamentos, o trabalho dos sistemas nervoso e imunitário. A necessidade diária de ferro nos seres humanos varia consoante muitos parâmetros: sexo, idade, geografia. Por exemplo, nas raparigas em idade reprodutiva, a necessidade diária de ferro é de cerca de 2 mg, nas mulheres, especialmente nas fases mais avançadas - até 6 mg, nos homens mais velhos - 1 mg/leite no total. Para as mulheres em idade fértil com menstruação regular, é particularmente importante manter o equilíbrio correto de ferro. Quais são os riscos dos casos de deficiência de ferro, como se manifestam, o seu diagnóstico atempado e a escolha da terapia correta são estudados neste estudo.

A relevância do trabalho é determinada pelo aumento da frequência da anemia por deficiência de ferro nas mulheres. O primeiro lugar entre as 38 doenças mais comuns no mundo é ocupado pela anemia por deficiência de ferro. Os casos de deficiência de ferro são um dos problemas de saúde mais importantes e globais. De acordo com a OMS, entre as 38 doenças mais comuns, a TTA ocupa o 1º lugar. Para a maioria das pessoas, a maioria dos sintomas não é motivo para um exame médico. Com o tempo, habituando-se à constante diminuição das suas capacidades, perdendo um estado tão desagradável de stress diário, mais carga de trabalho, um mau ambiente ambiental, uma pessoa não suspeita que uma doença grave - a anemia - já se está a desenvolver no seu corpo. Talvez seja por isso que hoje em dia há todos os motivos para falar da epidemia global desta doença - segundo quem, atualmente, uma em cada cinco pessoas no mundo sofre de uma forma ou de outra de anemia. Se falarmos de anemia causada por deficiência de vitaminas, esta não é tratada com alimentos, uma vez que não existe ferro suficiente nos produtos para repor as reservas do organismo. São necessários medicamentos para combater a anemia. O acima exposto define as metas e os objectivos do estudo.

Objeto do estudo. O estudo foi efectuado em 60 doentes com anemia por deficiência de ferro. A mediana de idade dos pacientes foi de 21 a 57 (39±18) anos. Os pacientes foram agrupados de acordo com a idade, sexo e composição dos pacientes, de acordo com a prevalência de anemia das regiões, e de acordo com a sua saúde antes e depois do tratamento com outros medicamentos que aumentam a eritropoiese.

Tema da investigação. Para realizar o trabalho de investigação, foram efectuados os seguintes estudos clínicos, laboratoriais e instrumentais: análise geral do sangue (exame de hemoglobina, eritrócitos, reticulócitos, indicador de cor, plaquetas, leucócitos), mielograma, análise bioquímica do sangue (exame de proteínas, ferritina, cianocobolamina no soro sanguíneo).

Objetivo da investigação. Melhorar a eficácia socioeconómica do tratamento da anemia por deficiência de ferro em adultos.

Objectivos da investigação

1. Avaliação dos antecedentes etiológicos e das doenças associadas ao desenvolvimento de anemia por deficiência de ferro em adultos.

2. Estudo da dinâmica da rejeição clínica da anemia por deficiência de ferro no contexto da utilização de preparações de ferro em adultos com uma observação promissora de um ano.

3. Determinação do método e da dosagem da utilização de preparações de ferro na anemia por deficiência de ferro, tendo em conta a quantidade de hemoglobina no sangue.

4. Estudo comparativo da eficácia clínica de preparações de ferro no tratamento da anemia por deficiência de ferro em adultos, apenas e em combinação com B12.

5. Estudo comparativo da eficácia clínica das preparações de ferro em combinação com a composição de aminoácidos no tratamento da anemia por deficiência de ferro em adultos.

6. Desenvolvimento de recomendações práticas para a utilização diferencial de fármacos potenciadores da eritropoiese na anemia por deficiência de ferro em adultos.

Inovação científica. É efectuado um estudo comparativo em combinação com preparações de ferro recomendadas para o tratamento e outros medicamentos eritropoiéticos para a anemia por deficiência de ferro.

São obtidos novos dados sobre a eficácia comparativa do tratamento patogénico e combinado da anemia por deficiência de ferro com medicamentos eritropoiéticos. Justifica-se a necessidade de uma abordagem diferenciada no tratamento de doentes desta categoria.

Materiais e métodos de investigação. Materiais de arquivo das clínicas ADTI e AVKTTM, historial médico, pacientes e equipamento clínico e laboratorial das clínicas ADTI e AVKTTM. No processo de trabalho, foram efectuados os seguintes estudos: o trabalho de laboratório baseou-se nos departamentos de diagnóstico das clínicas ADTI, no centro de diagnóstico privado "Sehat".

Métodos de investigação:

1. Seleção e agrupamento de doentes com anemia por deficiência de ferro por nível de hemoglobina.

2. Estudo exaustivo do sangue periférico antes e depois do tratamento com medicamentos eritropoiéticos.

3. Estudar os níveis séricos de ferro antes do tratamento com medicamentos eritropoiéticos.

4. Estudo da ferritina no plasma sanguíneo antes do tratamento com medicamentos que afectam a eritropose.

5. Estudo da vitamina B12 no sangue antes do tratamento com medicamentos eritropoiéticos.

6. Estudar a quantidade total de proteínas no sangue antes do tratamento com medicamentos eritropoiéticos.

CAPÍTULO I. CARACTERÍSTICAS CLÍNICO-EPIDEMIOLÓGICAS DA ANEMIA NO ADULTO (REVISÃO DA LITERATURA)

1.1. Efeitos no metabolismo do ferro e nos processos metabólicos do organismo

O ferro é um microelemento indispensável, faz parte de muitas enzimas e tecidos envolvidos no transporte de oxigénio no corpo, proporciona o trabalho das cadeias respiratórias mitocondriais, reacções regenerativas das células e proteção antioxidante. Com a ajuda do ferro, são assegurados os processos de crescimento e de envelhecimento, o aparecimento de novas células e a morte das antigas, a hematopoiese, o fornecimento de oxigénio aos órgãos e tecidos, a regulação da síntese de genes e de ADN, a síntese de esteróides e a eficácia dos medicamentos, o funcionamento dos sistemas nervoso e imunitário. Quais são os riscos dos casos de deficiência de ferro, como se manifestam, o seu diagnóstico atempado e a escolha da terapia correta estudada neste estudo. A necessidade diária de ferro nos seres humanos difere em função de muitos parâmetros: género, idade, geografia. Por exemplo, nas raparigas que atingiram a idade reprodutiva, a necessidade diária de ferro é de cerca de 2 mg, nas mulheres, especialmente nas fases mais avançadas - até 6 mg, nos homens adultos - 1 mg/leite no total. Para as mulheres em idade fértil com menstruação regular, é particularmente importante manter o equilíbrio correto de ferro. Durante a menstruação, o corpo perde uma quantidade significativa do microelemento e, em caso de menstruação intensa, a mulher terá de consultar um endocrinologista e ginecologista para que possa corrigir a concentração final deste microelemento.

Cada eritrócito maduro emerge da medula óssea com um "aglomerado" de 250-500 milhões de moléculas de hemoglobina. A molécula de hemoglobina é constituída por uma porção proteica (quatro subunidades de globina) e um grupo não proteico que contém ferro (heme). A principal função biológica da hemoglobina é a transferência de oxigénio dos pulmões para os tecidos e a transferência de dióxido de carbono dos tecidos para os pulmões. O tempo de vida dos eritrócitos é de cerca de 120 dias.

Oxygen and hemoglabin

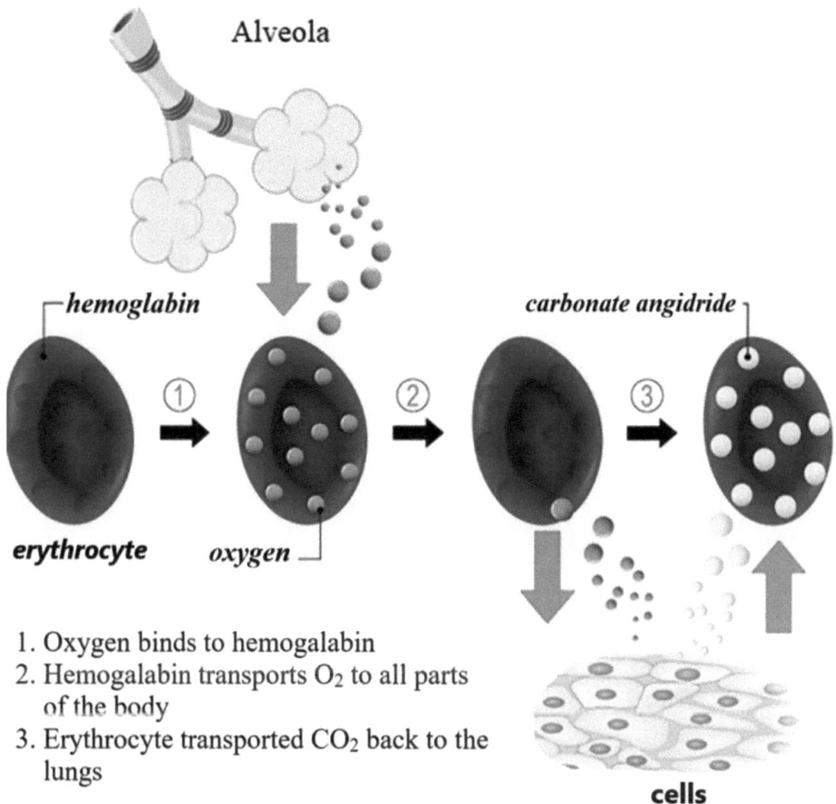

A deficiência de ferro pode ocorrer devido a uma diminuição da absorção de ferro em consequência de várias doenças do duodeno e das secções iniciais do intestino delgado (enterite, tumores, casos após intervenções cirúrgicas nesta área do intestino). As condições que levam a uma diminuição do nível de proteínas sanguíneas portadoras de ferro (síndrome nefrótica, função proteico-sintética hepática prejudicada, síndrome de má absorção, insuficiência alimentar) também podem levar à sua diminuição, resultando em anemia.

A anemia por deficiência de ferro (falta de ferro na mãe durante a gravidez sabali) é observada em recém-nascidos e crianças pequenas.

1.2. Patogénese, sinais clínicos e critérios de diagnóstico laboratorial dos casos de deficiência de ferro

- Regra geral, a deficiência de ferro pode ser definida como uma condição em que o corpo recebe um número de elementos inferior às suas necessidades ou é excretado mais do que pode. De acordo com a Organização Mundial de Saúde, cerca de 4 mil milhões de pessoas no mundo têm deficiência de ferro no seu corpo e pelo menos metade delas sofre de anemia por deficiência de ferro.

- A TTA é precisamente a causa do stress, que conduz a uma diminuição da capacidade de trabalho nos adultos e nas crianças e a um atraso no crescimento e no desenvolvimento das crianças. Os investigadores verificaram que a proporção de mulheres com TT e TTA nos países desenvolvidos é inferior à das mulheres nos países em desenvolvimento. Este facto deve-se aos indicadores gerais de qualidade de vida, ao desenvolvimento da comunidade e às condições ambientais. As causas mais comuns de deficiência de ferro nas mulheres:

- Distúrbios alimentares: o risco da doença aumenta se o corpo não receber ferro suficiente diariamente, ou se a mulher estiver em parchezes sem carne desreguladas.

- Problemas ginecológicos: patologia do ciclo do folato, hemorragias uterinas em grande quantidade,

- Várias perdas de sangue crónicas: gastrointestinais, nasais, pulmonares, renais, etc.

- O período de maior necessidade de ferro, por exemplo, a gravidez

- A deficiência de ferro nas mulheres grávidas pode desenvolver-se em qualquer altura, mas a maior parte das vezes o aparecimento ativo da doença ocorre no terceiro trimestre - é durante este período que a necessidade de ferro no corpo da mãe e do feto triplica em relação ao normal.

- A deficiência de ferro está escondida e aberta □manifest isto é, na visão aberta afeta negativamente a gravidez de uma mulher. Este problema não só piora a condição da mulher, mas também ameaça a criança, a sua formação e desenvolvimento, e até leva à morte do feto, complica o parto e torna o parto difícil.

➢ introdução insuficiente no organismo dos componentes necessários à formação dos glóbulos vermelhos (vitamina B6, vitamina B12, ácidos fólicos, etc.) ou absorção deficiente no trato gastrointestinal;

- células da medula óssea - danificação dos antecessores dos eritrócitos por substâncias tóxicas, radiações ionizantes;
- formação de focos secundários de células tumorais na medula óssea (metástases);
- violação da síntese da parte não proteica da hemoglobina (gema) e a acumulação dos seus produtos tóxicos;
- violação da regulação da formação de eritrócitos (diminuição da produção hormonal ou a ação de inibidores, que estimulam o crescimento e a reprodução dos eritrócitos (eritropoietina)).

Os peritos distinguem três níveis de TT: prelado, latente e TT extremo.

Não há manifestações clínicas e sintomas na fase prelatícia, nem os testes e análises padrão detectam o problema, uma vez que todas as análises indicam um resultado normal. Só um teste de sucção especial permite detetar desvios.

- A fase latente é caracterizada por manifestações sideropénicas de deficiência de ferro no organismo:

- Uma mudança nas preferências de gosto: uma mulher pode apaixonar-se por produtos que antes não lhe despertavam interesse
- Hid hissi kuchayishi va kuchli hidlarga qaramlik
- Alteração da qualidade da pele: aparência de pele seca, secura
- Aumento da fadiga e fraqueza geral

Problemas de estomatite e sangramento das gengivas

Nesta fase, os testes laboratoriais revelam os primeiros desvios em relação à norma.

A fase extrema da deficiência de ferro no organismo é a TTA. Durante este período, os doentes podem queixar-se de fadiga acrescida, fraqueza, tonturas, ruídos no ouvido e outras alterações atípicas do seu estado de espírito.

Sem estudos clínicos, é impossível diagnosticar casos e estágios de deficiência de ferro em casa. Em regra, os sintomas da doença, mesmo na fase extrema do desenvolvimento da anemia, assemelham-se à manifestação de muitos outros problemas.

A gravidade da anemia depende da gravidade da doença e do ritmo do seu desenvolvimento. Quanto mais baixa for a hemoglobina e mais rapidamente se desenvolver a anemia, mais pronunciado será o quadro clínico.

Existem manifestações gerais (não específicas) de anemia e sinais que são caraterísticos de um determinado tipo de anemia.

Os sintomas inespecíficos da anemia incluem palidez da pele, fraqueza, aumento da fadiga, sonolência, tonturas, desmaios, ruído no ouvido, manchas negras à frente dos olhos, falta de ar, palpitações, pulso acelerado, etc.

A ausência destes sinais não exclui a presença de anemia, uma vez que com uma forma ligeira a moderada da doença, bem como a sua evolução lenta, o quadro clínico pode tornar-se pouco nítido.

Manifestações clínicas da deficiência de ferro no organismo: pele seca, violação da integridade da epiderme, unhas quebradiças, cabelo, feridas e fissuras nos cantos da boca, fraqueza muscular. Pode haver uma sensação de ardor na língua, uma violação do paladar sob a forma de um desejo de comer giz, pasta de dentes, terra, cereais crus, carne crua, bem como dependência de certos odores (acetona, gasolina).

A deficiência de ferro é caracterizada por lesões no trato gastrointestinal (gastrite).

A carência de vitamina B12 também se pode manifestar por lesões no trato gastrointestinal (gastrite atrófica) e sintomas neurológicos (parestesia, perturbações da sensibilidade, dormência dos membros). Com a evolução extrema da doença, observam-se, entre outros, perturbações mentais, delírios, alucinações, atraso mental adquirido.

O quadro clínico da deficiência de ácido fólico é muito semelhante ao da deficiência de vitamina B12, mas no contexto da deficiência de ácido fólico não há sintomas neurológicos e, em casos raros, ocorre inflamação na língua. A carência de ácido fólico conduz a um aumento da esquizofrenia, a um aumento da frequência e da gravidade dos ataques de epilepsia. A anemia hemolítica caracteriza-se por amarelecimento da pele e das mucosas, aumento do baço, aumento da formação de cálculos nas vias biliares. A hemólise maciça dos eritrócitos (crise hemolítica) pode provocar o desenvolvimento de anemia, iterícia, náuseas, vómitos, perturbações mentais, convulsões, insuficiência renal ou cardiovascular aguda, para além da gravidade geral da doença.

Com a anemia aplástica, que ocorre no contexto de um enfraquecimento da proliferação das células da medula óssea, ocorrem hemorragias (principalmente hematomas nas coxas, pernas, abdómen, locais de injeção). Bronquite e pneumonia são frequentemente diagnosticadas.

O diagnóstico da doença baseia-se apenas nos resultados de estudos laboratoriais. A anemia pode ocorrer sob a influência de vários factores. É frequente a ocorrência de anemias carenciais (carência de ferro, carência de vitamina B12, carência de ácido fólico, etc.).

As informações obtidas através do interrogatório do doente desempenham um papel importante na determinação da causa da anemia: idade, presença de riscos profissionais, natureza da alimentação, presença de doenças concomitantes, toma de medicamentos, informações sobre hereditariedade, etc. A primeira fase do diagnóstico da anemia envolve normalmente os seguintes estudos: análise clínica do sangue: determinação da concentração de hemoglobina, dos níveis de eritroleucócitos, do hematócrito e dos índices eritrocitários (MCV, RDW, MCH, LLC), fórmula leucocitária e ECHT (presença de alterações patológicas na microscopia do esfregaço de sangue);

Como regra, os especialistas medem o nível de hemoglobina, eritrócitos e hemotacrite, e também realizam testes hematológicos especiais para absorção de sangue e conteúdo de ferro. Este conjunto de análises permite-lhe criar a imagem mais completa da deficiência e escolher individualmente a terapia correta.

1.3. O estado atual das questões relativas ao tratamento da anemia por deficiência de ferro

A principal forma de prevenir a deficiência de ferro no organismo é, em primeiro lugar, uma dieta equilibrada - por exemplo, saturar a dieta com medicamentos altamente bioativos. Além disso, devem evitar-se os produtos que impedem a adaptação e a absorção do ferro, como o café e o chocolate. O médico, com base nos resultados dos estudos laboratoriais, deve determinar a dose correta e desejada de oligoelementos. Para resolver o problema da carência de ferro, qualquer terapia resolve duas questões ao mesmo tempo: a falta de oligoelementos e o problema da reposição das reservas de ferro no organismo. Em regra, trata-se de um tratamento com medicamentos especialmente selecionados numa dose rigorosa. A regulação da eritropoiese é multifatorial.

A propriedade de estimular a eritropoiese está contida em preparações que contêm conservantes de ferro (ferro reversível, ferrogematogénio, hemostimulina, ferkoven, etc.) e arsénio (dióxido de arsénio, uma solução de arsenito de potássio, arsenato de sódio). O ferro está envolvido na síntese da hemoglobina e de algumas enzimas dos tecidos. As preparações de ferro são utilizadas para tratar a anemia hipocrómica (deficiência de ferro) de várias origens, as preparações de arsénico - para o tratamento da anemia secundária.

Estimulantes hematopoiéticos, um grupo de medicamentos, substâncias de origem e mecanismo de ação diferentes que têm um efeito estimulante nos processos de hematopoiese. O efeito da eritropoietina, das catecolaminas, das hormonas esteróides, das hormonas da tiroide, da hormona do crescimento, dos nucleótidos cíclicos, dos produtos de degradação dos eritrócitos, dos processos catabólicos gerais do organismo, dos agentes infecciosos e das interleucinas na hematopoiese dos eritrócitos. A eritropoietina é o principal regulador específico da eritropoiese, produzida em resposta à hipoxia nos rins. Supõe-se que a eritropoietina interage com receptores específicos na superfície das células estaminais eritróides, o que leva à sua diferenciação e estimula a síntese de hemoglobina com receptores nas células do passado. Com a diferenciação dos núcleos das células progenitoras, o seu tamanho diminui e, após a divisão final, surge uma nucleorrexe e forma-se um reticulócito. Este permanece na medula óssea durante 2,5-3 dias, entrando depois na corrente sanguínea, onde perde mitocôndrias e ribossomas durante 24 horas, transformando-se num eritrócito maduro. Morfologicamente, os reticulócitos são macrócitos hipocrómicos. Com a estimulação, a produção de eritrócitos na medula óssea pode aumentar 3-5 vezes, com anemia hemolítica crónica - 5-7 vezes. Com o stress, chamado eritropoiese, para o enchimento mais rápido da bacia do sangue periférico, a maturação dos eritrócitos ultrapassa várias fases de divisão.

O efeito estimulante na eritropoiese é proporcionado pela cianocobalamina (vitamina B12) oral, sob a forma de injecções para várias formas de anemia. Contém preparações conservantes de cianocobalamina de compolon, vitogenato, antianamina. Propriedades farmacológicas A vitamina B12 (cianocobalamina) tem um efeito metabólico e hematopoiético. No organismo (principalmente no fígado) é convertida numa forma de coenzima - adenosilcobalamina ou cobamida, que é a forma ativa da vitamina B12. A cobamamida faz parte de muitas enzimas, incluindo uma redutase que devolve o ácido fólico ao ácido tetrahidrofolial. Tem uma elevada atividade biológica. A cobamamida está envolvida na transferência de metilo e de outros fragmentos de monocarbono, pelo que é um dador de desoxirribose e de ADN, creatina, metionina - grupos metilo, no fator lipotrópico - síntese de colina, necessária para converter o ácido metilmalónico em ácido yantárico, tornando-se succínico, parte da mielina, para utilizar o ácido propiónico. A cobamamida é necessária para uma hematopoiese normal porque promove a maturação dos eritrócitos. Está envolvida na síntese e na acumulação de compostos com grupos sulfidrilo nos eritrócitos, o que aumenta a sua resistência à hemólise. Ativa o sistema de coagulação do sangue, aumenta a atividade tromboplástica e a atividade da protrombina em doses elevadas. Reduz os níveis de colesterol no sangue. Tem um efeito benéfico no funcionamento do fígado e do sistema nervoso. Aumenta a capacidade de regeneração dos tecidos. Farmacocinética Quando administrada por via parentérica, a vitamina B12 entra no sistema de circulação sistémica rápida. No sangue, I e II ligam-se às transcobalaminas, que a transportam para os tecidos. Acumula-se principalmente no fígado. 90% liga-se às proteínas plasmáticas. O tempo para atingir a concentração máxima (TCmax) após administração subcutânea ou intramuscular é de cerca de 1 hora. É excretada do fígado para o intestino através da bílis e novamente absorvida pelo sangue. O período de meia-vida a partir do fígado (T1/2) é de 500 dias. Com uma função renal normal - 7-10% é excretado pelos rins, cerca de 50% - pelas fezes; com uma diminuição da função renal - 0-7% é excretado pelos rins, 70-100% - pelas fezes. Penetra através da barreira placentária.

Instruções de utilização Anemia crónica acompanhada de carência de vitamina B12, independentemente da causa da carência (doença de Addison-Birmer, anemia macrocítica alimentar), no tratamento complexo das anemias (incluindo a carência de ferro, pós-hemorrágica, aplástica; anemia provocada por substâncias tóxicas ou medicamentos). Hepatite crónica, cirrose hepática, insuficiência hepática, polineurite, radiculite, nevralgia (incluindo nevralgia do trigémeo). Mielose funicular, lesões dos nervos periféricos, esclerose lateral amiotrófica, paralisia cerebral nas crianças, doença de Down. Doenças da pele (psoríase, fotodermatoses, dermatite herpetiforme, dermatite atópica). Para fins profilácticos - quando as biguanidas, o ácido para-aminosalicílico e o ácido ascórbico são prescritos em doses elevadas. Em doenças do estômago e dos intestinos com absorção deficiente de vitamina B12 (ressecção de parte do estômago, doença de Crohn, síndrome de má absorção, SPRU). Doença aguda das radiações.

Modo de aplicação. O medicamento é aplicado por via subcutânea, intramuscular, intravenosa e intralumbal. Na anemia de Addison-Birmer - 100-200 mcg por dia, por via subcutânea, diariamente; na anemia associada à deficiência de vitamina B12 - 100-200 mcg / dia, diariamente. Na anemia com fenómenos de mielose funicular e anemia macrocítica com lesões do sistema nervoso - na primeira semana - 400-500 mcg por dia, depois - 1 vez em 5-7 dias (ou prescreve-se ácido fólico ao mesmo tempo). Durante a remissão, na ausência da manifestação de mielose funicular, a dose de manutenção é de 100 mcg 2 vezes por mês, na presença de sintomas neurológicos - 200-400 MCG 2-4 vezes por mês. Na anemia pós-gemorrágica aguda e na anemia por deficiência de ferro - 30-100 MCG 2-3 vezes por semana, na anemia aplástica - até ao início da melhoria clínica e hematológica - 100 mcg. Em doenças do sistema nervoso central, doenças neurológicas acompanhadas de síndroma de dor, são prescritas em doses aumentadas - de 200 a 500 mcg, com uma melhoria do estado - de 100 mcg por dia. O curso do tratamento é de 2 semanas. Com shkastlans traumáticos do sistema nervoso periférico - 200-400 mcg diariamente por 40-45 dias. Na hepatite e cirrose hepática, prescreve-se 30-60 MCG por dia ou 100 mcg por dia durante 25-40 dias. Doença de radiação aguda, neuropatia diabética, com spru - 60-100 mcg por dia durante 20-30 dias. Injeções intralombares com mielose funicular, esclerose amiotrófica lateral, esclerose difusa são de 15-30mkg, a dose é aumentada diariamente (50; 100; 150; 200 mcg). A injeção intralombar é realizada de 3 em 3 dias, sendo necessário um total de 8-10 injecções para o curso. Durante a remissão, na ausência da manifestação de mielose funicular, 100 mcg duas vezes por mês é prescrito para terapia de uso, na presença de sintomas neurológicos - 200-400mkg 2-4 vezes por mês. Para eliminar a deficiência de vitamina B12, o medicamento é administrado por via intramuscular ou intravenosa, 1 mg por dia durante 1-2 semanas, para prevenção - 1 vez por mês. A duração do tratamento é determinada individualmente. A dose máxima diária para adultos é de 500 mcg. Nas crianças, a administração subcutânea é efectuada a uma dose de 1 mcg/kg de peso corporal, com uma dose diária máxima de 100 mcg. Em caso de anemia alimentar e anemia em bebés prematuros - 30 mcg por dia sob a pele durante 15 dias, em crianças com anemia aplástica - até ao início da melhoria hematológica na hemorragia clínica de 100 mcg. Em condições distróficas após a doença de Down e paralisia cerebral - 15-30 mcg por dia sob a pele. No caso de hepatite e cirrose hepática, 30-60 mcg / dia ou 100 mcg / dia são administrados durante 25-40 dias.

O ácido elevado é utilizado para reforçar a formação de sangue em várias formas de anemia, bem como para tratar o Sprue.

Algoritmo de acções do médico

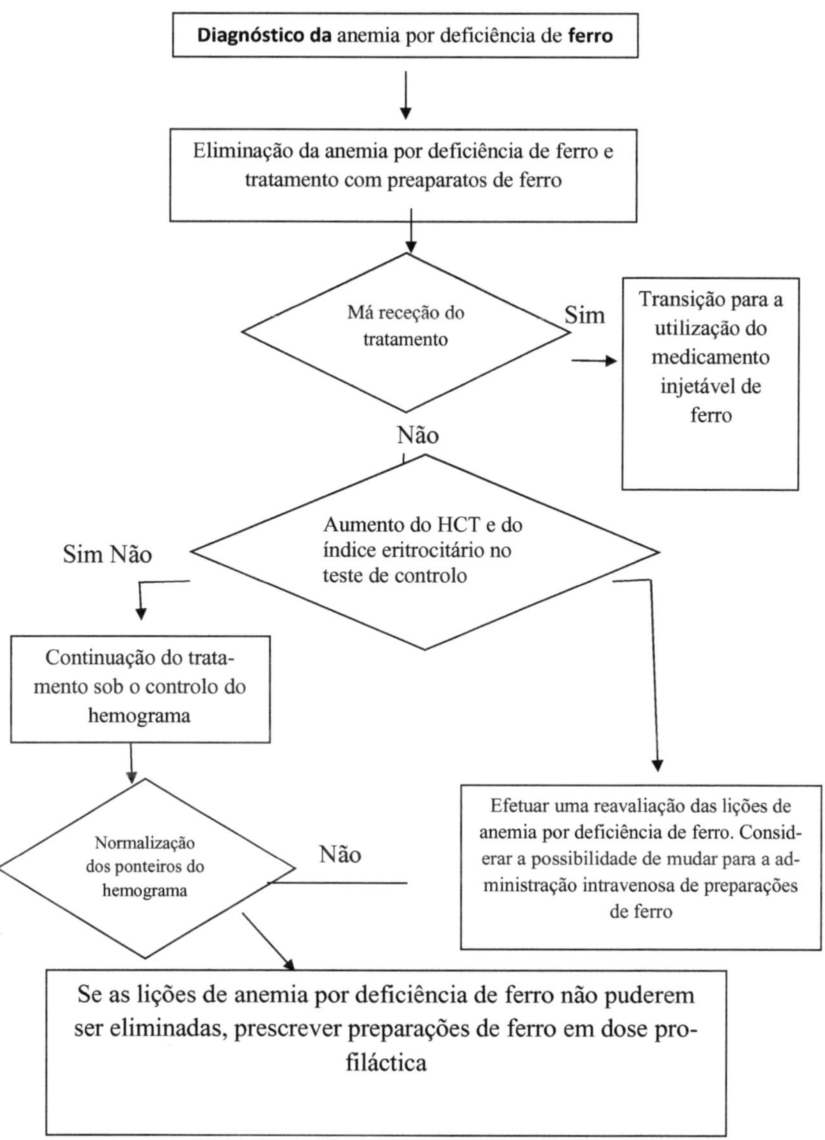

CAPÍTULO II. MATERIAIS E MÉTODOS DE INVESTIGAÇÃO

2.1. caraterísticas dos grupos de observação

Para atingir este objetivo e resolver estes problemas de investigação, foram examinados 60 doentes com anemia por deficiência de ferro, 12 dos quais, entre os doentes do departamento, 48 doentes do Serviço de Hematologia da AVKTM.

Os doentes estudados foram divididos em 2 grupos, consoante o nível de hemoglobina no sangue.

1 Grupo a. O grupo é representado por pacientes com uma forma média de TTA de 14 pacientes (4 homens e 10 mulheres). A idade dos doentes variava entre 21 e 57 anos. 39±18.

A duração da doença foi de 2 a 23 anos. Entre os pacientes com uma duração da doença até 4 anos, de 5 a 9 anos de idade - 3 pessoas, pacientes por 10 ou mais anos - 5 pessoas.

2 Grupo a. O grupo é representado por doentes com uma forma grave de TTA 46 doentes (8 homens e 38 mulheres). A idade dos doentes variava entre 21 e 57 anos. 39±18.

A duração da doença variou entre os 12 e os 19 anos de idade. Entre os doentes cuja duração da doença é de até 10 anos, há 14 pessoas, entre os que estão doentes há 11 ou mais anos, 17 pessoas.

2.2. Métodos de investigação

O diagnóstico da anemia por deficiência de ferro foi efectuado de acordo com os critérios de diagnóstico da OMS, bem como tendo em conta as abordagens metodológicas desenvolvidas por cientistas nacionais, hematologistas.

Análises clínicas (gerais) ao sangue

É realizada com o objetivo de revelar uma imagem geral do estado do sangue no corpo humano, incluindo a ajuda no diagnóstico de várias doenças infecciosas e hematológicas. Uma amostra de sangue de uma pessoa é colhida de um dedo, com o estômago vazio e não requer formação especial do doente. No processo de análise, é calculado o número de eritrócitos, leucócitos, plaquetas, hemoglobina, bem como a taxa de deposição de eritrócitos. Existem certas normas, segundo as quais qualquer desvio da quantidade necessária de células sanguíneas é um sinal de um processo inflamatório no corpo ou de muitas doenças, de modo que os resultados dessa análise dependerão do estado do corpo, uma vez que o número de células pode não ser normal ou normal.

Além disso, deve ter-se em conta que cada laboratório tem as suas próprias "normas" para uma análise de sangue geral (clínica), pelo que é preferível colocar todas as questões ao médico.

Uma análise geral do sangue ajuda um médico de qualquer especialidade. De acordo com os resultados de uma análise ao sangue (hemograma), o médico pode avaliar corretamente o estado do organismo, fazer um diagnóstico inicial e prescrever o tratamento adequado.

Normas dos parâmetros sanguíneos

Índice sanguíneo	Desempenho normal
Hemoglobina, g / l Homens Mulheres	 130,0-160,0 120,0-140,0
Eritrócitos (RBC),*1012 / L Homens Mulheres	 4,0-5,0 3,9-4,7
Hematócrito, % Homens Mulheres	 40-48 36-42
Quantidade média de hemoglobina nos eritrócitos (MCH), ng	27,0-31,0
Volume médio de eritrócitos (MCV), fl mkm3	80,0-100,0
Concentração média nos hemoglobinningeritrócitos (MCHC), g / l	30,0-38,0
Largura de distribuição eritrocitária por volume (RDW-CV), %	11,5-14,5
Reticulócitos, ‰ (ou%)	2,0-12,0 (0,2-1,2)
Leucócitos, *109 / l	4,0-9,0
Neutrófilos, % (109 / l Tayocchayadroli Segmentyadroli	 1,0-6,0 (0,04-0,30) 47,0-72,0 (2,0-5,5)
Eosinófilos	0,5-5,0 (0,02-0,3)
Basófilos	0-1,0 (0-0,065)
Linfócitos	19,0-37,0 (1,2-3,0)
Monócitos	3,0-11,0 (0,09-0,6)
Plaquetas, *109 / l	180,0-320,0
Tamanho médio das plaquetas (MPV), fl	7,4-10,4
Largura de distribuição de plaquetas por volume, (PDW), %	10-20
Trombokrit (PCT), %	0,15-0,40
Taxa de deposição de eritrócitos (ECHT), mm / s	2,0-20,0

Como efetuar uma análise geral do sangue e o que é necessário para o efeito?

Não existem regras complexas e rigorosas associadas a esta análise, mas existem algumas regras:

Para este exame, é utilizado sangue capilar do dedo. Menos frequentemente, de acordo com as instruções do médico, pode ser utilizado sangue da veia.

A análise é efectuada de manhã. O doente está proibido de ingerir alimentos e água 4 horas antes da colheita de sangue.

Os principais artigos médicos utilizados para extrair sangue são um escarificador, algodão e álcool.

O que é que uma análise de sangue geral revela?

- As análises sanguíneas gerais (clínicas) revelam o seguinte:
- contagem de eritrócitos,
- taxa de deposição de eritrócitos por minuto (ECHT,)
- teor de hemoglobina,
- número de leucócitos,
- fórmula dos leucócitos

vamos debruçar-nos mais pormenorizadamente sobre outros indicadores, cada um deles.

Os eritrócitos são também conhecidos como glóbulos vermelhos. Nos seres humanos, 1 mm3 de sangue contém 4,5-5 milhões de eritrócitos. Os glóbulos vermelhos contêm hemoglobina, transportam oxigénio e dióxido de carbono. Um aumento do número de glóbulos vermelhos é um sinal de doenças como a leucemia, doenças pulmonares crónicas e defeitos cardíacos congénitos. A anemia (diminuição do número de glóbulos vermelhos) pode ser causada por stress, aumento da atividade física, fome. Se não for possível determinar imediatamente a causa da diminuição do número de eritrócitos, então é melhor ir ao hematologista e fazer um exame adicional.

Um aumento significativo no conteúdo de eritrócitos pode indicar eritremia (uma das doenças do sangue). Além disso, um aumento no número de eritrócitos (eritrocitose, policitemia) é observado com envenenamento agudo, quando há uma grande falta de líquido no corpo devido a fortes vômitos e diarréia; com acidose (devido a distúrbios metabólicos durante a exacerbação de algumas doenças); com perda de fluidos por várias razões (calor, doença, atividade física elevada); com doenças cardiovasculares ou pulmonares de longa duração, quando o corpo não é adequadamente fornecido com oxigénio e ainda aumenta o número de glóbulos vermelhos numa tentativa de fornecer oxigénio aos tecidos; ou quando uma pessoa está em altas montanhas, quando deixa de receber oxigénio suficiente.

Indicador de cor - em pessoas de qualquer idade, o seu valor normal é 0,85-1,15. O indicador de cor do sangue é um indicador do nível de saturação dos eritrócitos com hemoglobina, reflectindo a relação entre o número de eritrócitos e a hemoglobina no sangue. Se os seus valores forem diferentes da norma, isso indica principalmente a presença de anemia. Neste caso, a anemia divide-se em:

-Indicador de cor do hipocromo inferior a 0,85;

- Índice de hipercromia superior a 1,15.

No entanto, a anemia também pode ser normocrómica - se o indicador de cor se mantiver dentro dos valores normais.

Os reticulócitos são formas jovens de eritrócitos. Nas crianças, são mais, nos adultos menos, uma vez que a formação e o crescimento do organismo já terminaram. Em caso de anemia ou malária, pode observar-se um aumento do número de reticulócitos. A diminuição do número de reticulócitos ou a sua ausência é um sinal desfavorável na anemia, indicando que a medula óssea perdeu a capacidade de produzir glóbulos vermelhos.

A velocidade de afundamento dos eritrócitos (ECHT) determina a rapidez com que os eritrócitos se depositam num tubo de ensaio separado do plasma sanguíneo. O nível de ECHT nas mulheres é ligeiramente mais elevado do que nos homens, o ECHT aumenta durante a gravidez. Normalmente, o valor de ECHT nos homens não excede 10 mm / h, e nas mulheres não mais de 15 mm / h. O indicador ECHT pode variar dependendo de vários factores, incluindo várias doenças.

Um aumento da ECHT numa análise ao sangue é uma das indicações de que o médico indica que o doente tem um processo inflamatório agudo ou crónico (pneumonia, osteomielite, tuberculose, sífilis), assim como um aumento da echt é caraterístico de envenenamento, enfarte do miocárdio, traumatismo, fracturas ósseas, anemia, doença renal, cancro. Isto observa-se tanto após as operações efectuadas como em consequência da toma de determinados medicamentos. Uma diminuição da echt ocorre durante o jejum, com uma diminuição da massa muscular, quando se tomam corticosteróides.

A hemoglobina é uma proteína complexa que contém ferro nos glóbulos vermelhos dos animais e dos seres humanos - os eritrócitos, capaz de se ligar inversamente ao oxigénio, assegurando a sua transferência para os tecidos. A quantidade normal de hemoglobina no sangue humano é tida em conta: 130-170 g /

l nos homens, 120-150 g / l nas mulheres; em crianças - 120-140 g / l. A hemoglobina no sangue está envolvida no transporte de oxigénio e dióxido de carbono, mantendo um equilíbrio de pH. Por isso, a determinação da hemoglobina é uma das tarefas mais importantes da análise geral do sangue.

Uma diminuição da hemoglobina (anemia) pode ser o resultado de uma grande perda de sangue, uma diminuição da hemoglobina ocorre com uma falta de ferro, que é necessário para a construção da hemoglobina. Além disso, a diminuição da hemoglobina (anemia) é o resultado de doenças do sangue e de muitas doenças crónicas que não estão associadas a elas.

Um nível de hemoglobina superior ao normal pode ser um indicador de muitas doenças do sangue, uma análise geral ao sangue também indica um aumento dos eritrócitos. O aumento da hemoglobina é caraterístico de pessoas com defeitos cardíacos congénitos, insuficiência cardíaca pulmonar. Um aumento da hemoglobina pode ocorrer por razões fisiológicas - em pilotos após voos, alpinistas, após uma carga física significativa.

Leucócitos - protegem o nosso corpo de componentes estranhos. No sangue de um adulto, os leucócitos são em média 4-9x10 9 / l. Os leucócitos combatem vírus e bactérias e limpam o sangue de células moribundas. Existem vários tipos de leucócitos (monócitos, linfócitos, etc.). A fórmula leucocitária permite calcular a composição destas formas de leucócitos no sangue.

Se forem encontrados leucócitos em grandes quantidades numa análise de sangue, isso pode significar a presença de infecções virais, fúngicas ou bacterianas (pneumonia, amigdalite, sépsis, meningite, apendicite, abcesso, poliartrite, pielonefrite, peritonite) e pode ser novamente um sinal de envenenamento do corpo (gota). Queimaduras e lesões passadas, hemorragias, estado pós-operatório do corpo, enfarte do miocárdio, pulmão, rim ou baço, anemia aguda e crónica, doenças malignas, todos estes "problemas" são acompanhados por um aumento do número de leucócitos no sangue.

Observa-se também um ligeiro aumento dos leucócitos no sangue das mulheres no período que antecede a menstruação, na segunda metade da gravidez e durante o parto.

Uma diminuição do número de leucócitos que pode indicar uma análise ao sangue pode indicar infecções virais e bacterianas (gripe, febre tifoide, hepatite viral, sépsis, sarampo, malária, rubéola, papeira, SIDA), artrite reumatoide, insuficiência renal, doença da radiação, certas formas de leucemia, doenças da medula óssea, choque anafilático, fadiga, anemia. Pode também observar-se uma diminuição do número de leucócitos no contexto da toma de determinados medicamentos (analgésicos, anti-inflamatórios).

As plaquetas são células que também são conhecidas como placas de sangue. São as células sanguíneas mais pequenas em tamanho. O principal papel das plaquetas é participar nos processos de coagulação do sangue. As plaquetas nos vasos sanguíneos podem estar localizadas perto das paredes e na corrente sanguínea. Em repouso, as plaquetas têm uma forma discoide. Se necessário, são semelhantes a balões, formando crescimentos especiais (pseudópodes). Com a sua ajuda, as placas sanguíneas podem unir-se ou aderir à parede danificada do vaso.

Nas mulheres, durante a menstruação e durante a gravidez normal, há uma diminuição do número de plaquetas e, após o exercício físico, há um aumento. Além disso, o número de plaquetas no sangue tem flutuações sazonais e diárias. O controlo das plaquetas é normalmente prescrito quando se tomam determinados medicamentos, quando os capilares de uma pessoa rebentam sem razão aparente, quando ocorrem hemorragias nasais com frequência ou quando se verificam várias doenças.

Um aumento do número de plaquetas no sangue (a chamada trombocitose) ocorre nos seguintes casos:

- processos inflamatórios (reumatismo agudo, tuberculose, colite ulcerosa);

- perda aguda de sangue;

- anemia hemolítica (quando os glóbulos vermelhos são destruídos);

- condições após a remoção do baço;

- observados durante o tratamento com corticosteróides;

- mais algumas doenças raras.

Observa-se uma diminuição do número de plaquetas (trombocitopenia) numa série de doenças hereditárias, mas ocorre mais frequentemente em doenças adquiridas. O número de plaquetas diminui nos seguintes casos:

- anemia grave por deficiência de ferro;

- algumas infecções bacterianas e virais;

- doenças do fígado;

- doenças da tiroide;

- a utilização de vários medicamentos (vinblastina, levomicetina, sulfonamidas, etc.);

- lúpus eritematoso sistémico.

O hematócrito é o rácio do volume total de sangue (em percentagem), que são os eritrócitos. Normalmente, este valor é de 40-48% para os homens e de 36-42% para as mulheres.

Em comparação com o plasma, o volume dos eritrócitos aumenta com:

- desidratação (desidratação), que ocorre com toxicose, diarreia, vómitos;

- defeitos cardíacos congénitos acompanhados de um fornecimento insuficiente de oxigénio aos tecidos;

- encontrar uma pessoa em condições de alta montanha;

- insuficiência da parte escamosa da glândula renal.

Em comparação com o plasma, a quantidade de eritrócitos diminui com a diluição do sangue (hidroemia) ou com a anemia.

A hidroemia pode ser fisiológica se a pessoa ingerir imediatamente uma grande quantidade de líquidos. Após uma perda significativa de sangue, a hidroemia compensatória ocorre quando o volume de sangue é restaurado. A hidroemia patológica desenvolve-se numa violação do metabolismo da água e do sal e ocorre durante o período de convergência do edema com glomerulonefrite, insuficiência renal aguda e crónica, insuficiência cardíaca.

Fórmula sanguínea. O estudo da fórmula leucocitária é de grande importância diagnóstica, indicando alterações caraterísticas numa série de doenças. Mas esta informação deve ser sempre avaliada em combinação com outros indicadores do sistema sanguíneo e do estado geral do doente. Leucócitos; a presença de deslocamento nuclear de neutrófilos (o chamado "deslocamento para a esquerda pela fórmula", ou seja, o aparecimento de formas jovens e imaturas de neutrófilos no sangue); relação percentual de leucócitos individuais; a presença ou ausência de alterações degenerativas nas células.

2.3. Análises bioquímicas do sangue

É efectuada para avaliar o estado funcional do corpo, o trabalho dos seus órgãos internos, bem como o metabolismo. Este exame de sangue pode verificar os níveis de proteínas, açúcar, ferro, colesterol, bilirrubina, triglicéridos, várias enzimas, cálcio, magnésio, sódio, fósforo e vários gases no sangue. Qualquer desvio da norma pode indicar que alguns processos no corpo podem proceder do lado invisível (infecções parasitárias, tumores, alergias). Os doentes com maus resultados de análises bioquímicas também podem ter doenças da tiroide, do fígado, diabetes mellitus e aterosclerose. Dependendo do tipo de análise bioquímica, a preparação para a recolha de amostras de sangue pode variar consoante a dieta durante vários dias.

Como se preparar para uma análise bioquímica do sangue?

Para a bioquímica, é necessário excluir o consumo de álcool no dia anterior à colheita de sangue e fumar durante 1 hora. De manhã, recomenda-se a colheita de sangue com o estômago vazio. Deve decorrer um período mínimo de 12 horas entre a última refeição e a colheita de sangue. Não é permitido beber sumos, chá, café ou pastilhas elásticas. Pode beber-se água. É necessário excluir um aumento do stress psico-emocional e físico.

Como são avaliados os resultados das análises bioquímicas do sangue?

A utilização de diferentes métodos de diagnóstico por diferentes clínicas conduz a resultados diferentes e as unidades de medida também podem variar. Por conseguinte, é necessário consultar o médico assistente para interpretar corretamente o resultado de uma análise bioquímica ao sangue.

Que indicadores estão incluídos na análise bioquímica padrão?

1) **glicose (no sangue)** - o principal teste no diagnóstico da diabetes mellitus. Esta análise é muito importante na escolha da terapêutica e na avaliação da eficácia do tratamento da diabetes. Em algumas doenças endócrinas e disfunções hepáticas, verifica-se uma diminuição dos níveis de glicose.

Indicadores normais de glucose no sangue:

Idade	Indicador de glicose mmol/l
< 14 anos	3,33 - 5,55
14-60 anos de idade	3,89 - 5,83
60-70 anos dc idade	4,44 - 6,38
> 70 anos de idade	4,61 - 6,10

2) **A bilirrubina total** é um pigmento amarelo do sangue formado pela degradação da hemoglobina, da mioglobina e dos citocromos. As principais causas do aumento dos níveis de bilirrubina total no sangue são: lesões das células hepáticas (hepatite, cirrose), aumento da degradação dos eritrócitos (anemia hemolítica), diminuição do fluxo de bílis (por exemplo, doença do cálculo biliar).

Indicadores normais de bilirrubina total: 3,4 - 17,1 mkmol / l.

3) **bilirrubina direta** (não ligada a conjugados) fração de bilirrubina no sangue. A bilirrubina ligada aumenta com a iterícia, que se desenvolve devido a uma violação do fluxo de saída da bílis do fígado.

Valores normais de bilirrubina ligada: 0 - 7,9 mkmol / l.

4) **Bilirrubina indireta** (bilirrubina não conjugada, livre) - a diferença entre os indicadores de bilirrubina geral e ligada. Este indicador aumenta com o aumento da degradação dos eritrócitos - anemia hemolítica, malária, grandes hemorragias nos tecidos, etc.

Valores normais de bilirrubina indireta: < 19 mkmol/l.

5) A ASAT (AST, aspartato aminotransferase) é uma das principais enzimas sintetizadas no fígado. Normalmente, a quantidade desta enzima no soro sanguíneo é pequena, uma vez que a maior parte se encontra nos hepatócitos (células do fígado). Nas doenças hepáticas e cardíacas, verifica-se também um aumento na utilização prolongada de aspirina e de contraceptivos hormonais.

- Valores ASAT simples:

- Mulheres - até 31 Ed/ l;
- Homens-até 37 Ed / l.

6) ALT (ALT, alanina aminotransferase) é uma enzima sintetizada no fígado. A maior parte está localizada e actua nas células do fígado, pelo que a concentração normal de ALT no sangue é baixa. Verifica-se um aumento da morte em massa das células do fígado (por exemplo, hepatite, cirrose), insuficiência cardíaca grave e doenças do sangue.

- Valores normais de ALT:
- mulheres-até 34 Ed/ l;
- homens-até 45 Ed / l.

7) A gama-GT (gama-glutamiltransferase) é uma enzima que se encontra principalmente nas células do fígado e do pâncreas. Observa-se um aumento da sua quantidade no sangue com doenças destes órgãos, bem como com a ingestão prolongada de álcool.

- Valores gama-GT simples:
- Homens < 55 Ed/L
- Mulheres < 38 Ed/l

8) A fosfatase alcalina é uma enzima comum nos tecidos humanos. As formas hepática e óssea da fosfatase alcalina são as de maior importância clínica, cuja atividade é determinada no soro sanguíneo.

Valores normais da fosfatase alcalina: 30-120 Ed / l.

9) colesterol (colesterol total) - os principais lípidos do sangue que entram no corpo com os alimentos, são também sintetizados pelas células do fígado.

Níveis normais de colesterol: 3,2-5,6 mmol/l.

10) as lipoproteínas de baixa densidade (PZLPS) são uma das fracções de lípidos mais aterogénicas e "nocivas". As PZLP são muito ricas em colesterol e transferem-no para as células vasculares, onde se conserva e forma placas ateroscleróticas.

Valores típicos de PZLP: 1,71-3,5 mmol / l.

11) Os triglicéridos são gorduras neutras no plasma sanguíneo e constituem um indicador importante do metabolismo lipídico.

Valores normais de triglicéridos: 0,41-1,8 mmol / l.

12) A proteína total é um indicador que reflecte a quantidade total de proteínas no sangue. A sua diminuição é observada em certas doenças do fígado e dos rins, acompanhada por um aumento das proteínas na urina. Crescimento - com doenças do sangue e processos infecciosos-inflamatórios.

13) **A albumina** é a proteína sanguínea mais importante, representando metade de todas as proteínas do soro. Uma diminuição dos níveis de albumina pode também ser uma manifestação de certas doenças dos rins, do fígado e dos intestinos. O aumento da albumina está normalmente associado à desidratação. Valores normais de albumina: 35-52 g / l

14) O potássio (K+) é um eletrólito localizado principalmente no interior das células. Um aumento dos níveis de potássio no sangue é frequentemente observado na insuficiência renal aguda e crónica, uma diminuição acentuada da quantidade de urina ou a sua completa ausência, frequentemente associada a doença renal grave.

Valores típicos de potássio: 3,5-5,5 mmol / l.

15) sódio (Na+) - electrólitos presentes principalmente no fluido extracelular e, em menor quantidade, no interior das células. É responsável pelo funcionamento dos tecidos nervosos e musculares, das enzimas digestivas, da pressão sanguínea e da troca de água.

Valores típicos de sódio: 136-145 mmol / l.

16) O cloro (Cl -) é um dos principais electrólitos, estando num estado ionizado no sangue, que desempenha um papel importante na manutenção da água - electrólitos e equilíbrio ácido-base no corpo.

Valores típicos de cloro: 98-107 mmol / l.

17) A creatinina é uma substância que desempenha um papel importante no metabolismo energético do músculo e de outros tecidos. A creatinina é completamente excretada pelos rins, pelo que a determinação da sua concentração no sangue é da maior importância clínica para o diagnóstico de doenças renais.

- Valores normais de creatinina / / :
- men-62-115 mkmol / l;
- mulheres - 53 - 97 mkmol/l.

18) A ureia é uma substância que é o produto final do metabolismo das proteínas no organismo. A ureia é excretada pelos rins, pelo que a determinação da sua concentração no sangue dá uma ideia das capacidades funcionais dos rins e é o método mais comum para o diagnóstico do pastel renal.

Valores normais de ureia: 2,8-7,2 mmol / l

19) O ácido úrico é um dos produtos finais do metabolismo das proteínas no organismo. O ácido úrico é completamente excretado pelos rins. Um aumento da concentração de ácido úrico ocorre com a doença dos cálculos renais, outras doenças renais que ocorrem com a insuficiência renal.

- Valores normais de ácido úrico:
- men-210-420 mkmol / l;
- mulheres - 150 - 350 mkmol/l.

20) A proteína C reactiva (PCR) é um elemento sensível do sangue que reage a danos nos tecidos mais rapidamente do que outros. A presença de proteína reactiva no soro sanguíneo é um sinal de um processo inflamatório, trauma, penetração no corpo de microorganismos estranhos - bactérias, parasitas, fungos. Quanto mais agudo for o processo inflamatório, quanto mais ativa for a doença, mais elevada será a proteína C-reactiva no soro.

Valores normais da proteína C-reactiva: 0 - 5 mg / l.

21) O ferro (ferro de soro de leite) é um micronutriente importante que faz parte da hemoglobina, participa no transporte e na deposição de oxigénio e desempenha um papel importante nos processos de hematopoiese.

- Valores normais do ferro sérico / / / :
- mulheres - 8,95 - 30,43 mkmol / l;

homens - 11,64 - 30,43 mkmol / l.

2.4. Análise imunológica do sangue

Poucas pessoas sabem o que são análises ao sangue do ponto de vista do sistema imunológico humano, uma vez que estas análises não são muito comuns. Regra geral, uma análise de sangue deste tipo fornece informações sobre o vírus da imunodeficiência no corpo humano e é anónima, uma vez que é realizada a pedido do doente. Para a amostragem, utiliza-se sangue colhido de uma veia com o estômago vazio, a partir do qual se obtém o soro para investigação utilizando centrifugadoras. Além disso, o estudo do soro sanguíneo é importante para a deteção de um certo número de doenças venéreas (venéreas, herpes, clamidiose), bem como de hepatite, rubéola, sarampo, paratite e toxaplasmose.

Basicamente, o material biológico em estudo para a análise IFA é o sangue, mas em casos raros, podem ser estudados o líquido cefalorraquidiano, o corpo vítreo e a água ambiente fetal.

O que é a Imunoglobulina (antitana)?

As imunoglobulinas são moléculas imunitárias que se podem ligar e neutralizar muitos agentes infecciosos e toxinas do organismo. Ao mesmo tempo, a caraterística mais importante das imunoglobulinas é a sua especificidade, a capacidade de se ligarem a um antigénio específico. É esta propriedade que é utilizada para efetuar análises sanguíneas para deteção de imunoglobulinas.

Existem cinco tipos de imunoglobulinas, mas as mais estudadas são as imunoglobulinas A, M e G. As imunoglobulinas M e G indicam a sua atividade no sangue. As imunoglobulinas A, em certa medida, constituem uma barreira na superfície das mucosas, uma vez que estão presentes em grandes quantidades.

A análise imunológica do sangue permite determinar o tipo de imunoglobulinas, graças às quais o IFA permite não só identificar a doença, mas também determinar a sua fase e monitorizar a dinâmica da doença:

Nas primeiras 2 semanas da doença, apenas são detectadas imunoglobulinas A.

Às 2-3 semanas da doença, encontram-se no sangue as imunoglobulinas A e M. Uma análise ao sangue para deteção de imunoglobulinas entre as 3 e as 4 semanas determina os três tipos.

Durante o período de recuperação, as imunoglobulinas M são perdidas no sangue, enquanto os níveis de A e G são reduzidos em 2-4 vezes.

Na presença de um processo crónico, as imunoglobulinas G estão necessariamente presentes no sangue, as imunoglobulinas M estão ausentes, as imunoglobulinas A podem estar presentes ou ausentes.

Vantagens da análise imunofermentativa (IFA):

•Hipersensibilidade relativa (exatidão) do momento.

•Muito caro.

•Permite um diagnóstico precoce (graças à capacidade de identificar classes de imunoglobulinas aquando da análise).

•Permite observar a dinâmica do processo infecioso (graças à capacidade de identificar as classes de imunoglobulinas).

•Comodidade no trabalho.

A análise imunológica do sangue permite-lhe obter uma resposta rápida.

Desvantagens da análise de sangue por Immunoferment:

Por vezes, a AFI dá resultados falsos positivos ou falsos negativos.

•Domínio de aplicação da análise imunológica do sangue

•Diagnóstico de doenças virais: hepatite, herpes, vírus Epstein-Barr, citomegalovírus, etc.

•As infecções sexualmente transmissíveis são: clamídia, gonorreia, tricomonas, Mycoplasma, ureaplasma.

•Sífilis.

•Endocrinologia (determinação dos níveis hormonais).

•Oncomarcadores (diagnóstico de doenças oncológicas).

•Imunologia (diagnóstico de imunodeficiências).

Alergologia (diagnóstico e tratamento das alergias).

A análise serológica do sangue é um método laboratorial de análise do sangue utilizado para detetar doenças infecciosas e determinar a fase do processo infecioso. A reação serológica baseia-se na interação de anticorpos e antigénios.

A deteção de antigénios é utilizada para determinar o sexo e a espécie dos microrganismos. Este método de investigação é utilizado em urologia e venerologia. Para a análise serológica do sangue, o sangue é colhido de uma veia com o estômago vazio, de manhã.

2.5. Determinação do ferro, da ferritina e da cianocobolamina no sangue

Teste imunoturbidimétrico quantitativo para a determinação da ferritina no soro e no plasma.

Significado clínico:

A ferritina é uma proteína que contém ferro com um peso molecular de aproximadamente 450.000 Daltons. No corpo humano, a ferritina está presente principalmente no fígado e no baço. A principal função da ferritina é a deposição e troca de ferro. Uma pequena quantidade de ferritina é também detectada no soro sanguíneo. Esta quantidade varia consoante o estado dos processos de troca de ferro no organismo. Na hepatite e nos tumores malignos, independentemente das reservas de ferro, os níveis de ferritina podem aumentar devido à destruição das células pelo tumor ou à sua produção devido às células tumorais. A determinação da ferritina pode ser útil para diagnosticar estas doenças, a gravidade do curso e a eficácia do tratamento, incluindo após a cirurgia.

Método:

Este teste imunológico de látex foi desenvolvido com o objetivo de obter resultados precisos e reprodutíveis para determinar o nível de ferritina no sangue. Desenvolve-se uma reação de aglutinação como resultado da reação antigénio-antitana entre a ferritina contida na amostra e as antititanas adsorvidas nas partículas de látex. O grau de aglutinação é proporcional à quantidade de ferritina na amostra e é estimado pela magnitude da alteração da densidade ótica da mistura de reação.

Composição da coleção:

1. Reativo 1 1 x 19 ml

Tampão de glicina, pH = 8,3

Azida de sódio <0,1%

2. Reativo 2 1 x 10 ml

Tampão de glicina, pH = 7,3

Azida de sódio <0,1%

Anticorpos policlonais para ferritina adsorvida em partículas de látex, suspensão a 0,1%

Preparação e estabilidade dos reagentes:

O Reagente 1 e o Reagente 2 estão prontos a utilizar.

Reagentes em frascos não abertos 2...É estável até ao período especificado quando armazenado a uma temperatura de 8°C. Após a abertura dos frascos, os reagentes durante 8 semanas 2 ... É estável a uma temperatura de armazenamento de 8 ° C.

A estabilidade dos reagentes é garantida na ausência de contaminação. Fechar os frascos com uma tampa imediatamente após a utilização.

Calibração:

Para a calibração, recomenda-se a utilização de um conjunto de 11525a (4x2 ml) 100-200-500-1000 ng/ml Ferritin Kal. A calibração é efectuada de acordo com as instruções do conjunto de calibradores.

Amostras:

Soro, plasma (heparina, EDTA).

Estabilidade: 2...7 dias a uma temperatura de armazenamento de 8°C.

Condições de medição:

Comprimento de onda: 570 (550-580) nm

Percurso ótico: 1 cm

Temperatura: 37°C

Medição: cinética de dois pontos (com densidade ótica)

Esquema de definição.

Antes da análise, os reagentes devem ser aquecidos a 37°C (+/- 0,5°C). A temperatura deve manter-se estável durante toda a determinação.

Adicionar cuvetes (Mkl)	**Amostra vazia**	**Padrão de calibração**	**Padrão de controlo**
Água destilada	20	-	-
Calibrador Ferritina Cal	-	20	-
Controlo sinama	-	-	20
Reagente 1	400	400	400
Misturar bem, incubar a 37 ° C durante alguns minutos.			
Reagente 2	200	200	200

Misturar bem e incubar a 37 ° C durante 1 minuto. Medir a densidade ótica dos calibradores (A1 kal), da amostra (A1 pr) e do material de controlo (A1 km) em relação à amostra vazia. Após 5 minutos, repetir a medição (A2). Calcular a diferença (a2-a1) para todos os calibradores, amostras e materiais de controlo.

Pontuação:

Desenhar os valores de concentração de cada calibrador ao longo do eixo X e, ao longo do eixo Y, os valores do calibrador correspondente (a2cal-A1 cal) para criar uma dependência de calibração. A concentração na amostra é determinada utilizando um gráfico de calibração. Uma alteração proporcional do volume dos reagentes e das amostras não afecta o resultado final.

Gama de medição:

Intervalo de medição 4-1000 ng/ml. Se a concentração de ferritina na amostra exceder 1000 ng / ml, diluir a amostra original com salmoura numa proporção de 1 + 9 e repetir o estudo. Multiplicar o resultado por 10.

O efeito do Prozon não é observado até uma concentração de 30 000 ng/ml.

Limites dos dados:

Soro / plasma:

Homens	25 - 330 ng/ml
Mulheres	12 - 125 ng/ml
Crianças (3 meses-16 anos)	16 - 160 ng/ml

Coeficiente de conferência das unidades: Ferritina [ng/ml] x 2,25 = Ferritina [mmol/L]

Controlo de qualidade:

Para o controlo de qualidade, recomenda-se a utilização de soros de controlo com valores de ferritina certificados para este método.

Notas:

1. A presença de hemoglobina na amostra em concentrações até 10 g/l, bilirrubina em concentrações até 1026 mkmol/l, triglicéridos em concentrações até 11,4 mmol/l não afecta o resultado do teste, e o fator reumatoide é até 500 ME/ml.

A vitamina B12 ativa é o indicador mais precoce de uma diminuição dos níveis de vitamina B12 no sangue.

Sinónimos: Holotranskobalamin; Holotc. B12 tamanho do papel;

Vitamina B12; HoloTC.

Breve descrição da substância em estudo vitamina B12 ativa

A vitamina B12 (cobalamina) é uma vitamina hidrossolúvel que desempenha um papel importante no funcionamento do sistema nervoso e no desenvolvimento das células sanguíneas. A vitamina B12 contém um grupo de cobalto e ciano, formando um complexo de coordenação. Nos tecidos, várias formas de cobalamina desempenham as funções de coferentes. A vitamina B12 desempenha um papel importante nos processos metabólicos, participa no metabolismo das proteínas, das gorduras e dos hidratos de carbono. No corpo humano, a vitamina B12 é sintetizada em quantidades muito pequenas pela microflora intestinal. A principal fonte de cianocobalamina são os produtos de origem animal (levedura nutritiva, leite, carne, fígado, rins, peixe, gema de ovo). Quando se fala de vitamina B12, fala-se de cianocobalamina, uma vez que esta entra no organismo sob esta forma. A cianocobalamina é depois convertida em metilcobalamina e adenosilcobalamina - coenzimas essenciais para os processos metabólicos. O leite de vaca contém vitamina B12 sob a forma de metilcobalamina.

Durante a digestão no estômago, a cianocobalamina liga-se ao fator interno do músculo, que é produzido pelas células parietais da meda e do fundo do estômago e é necessário para a absorção da vitamina B12. Este complexo é absorvido no intestino delgado e a vitamina B12 é libertada para a corrente sanguínea nas células da mucosa intestinal. Cerca de 1% da vitamina B12 pode entrar na corrente sanguínea por difusão passiva ao longo do trato intestinal sem se ligar a um fator interno. No sangue, a vitamina B12 liga-se a duas proteínas, a transcobalamina e a gaptocorrina, formando complexos de holotranscobalamina e hologaptocorrina, respetivamente. A gaptocorrina liga até 70-90% da vitamina B12.

A holotranscobalamina é uma forma ativa de vitamina B12, que se encontra no soro sanguíneo. A holotranscobalamina contém 10 a 30% de vitamina B12. Este complexo é necessário para o transporte da cobalamina para o fígado e outros tecidos e é a única forma de vitamina B12 absorvida pelas células, razão pela qual é ativa e é designada por forma de vitamina B12.

O principal local de acumulação da vitamina B12 é o fígado. Uma grande quantidade de cobalamina acumula-se no baço e nos rins, sendo um pouco menos frequente nos músculos. No corpo dos adultos, a reserva total de cobalamina é de cerca de 2-5 mg. O metabolismo das vitaminas é muito lento.

A vitamina B12 é excretada na bílis; no intestino, a sua maior parte é reabsorvida. A vitamina B12 é um cofator da enzima homocisteína metiltransferase e está envolvida na conversão do aminoácido homocisteína em metionina. A metionina é importante para a síntese dos fosfolípidos e da bainha de mielina dos neurónios.

A deficiência de cobalamina conduz rapidamente a um aumento da concentração de homocisteína no soro sanguíneo, que tem um efeito citotóxico e aumenta o risco de desenvolvimento de doenças cardiovasculares. A homocisteína é um dos melhores sinais para determinar o estado da vitamina B12 no organismo. No entanto, um aumento dos níveis de homocisteína também é observado com insuficiência renal, hipotiroidismo, entre outros, ácido fólico, deficiência de vitamina B6.

Deve notar-se que a vitamina B12 está associada ao ácido fólico e à homocisteína no sangue, que podem atuar como um sinal de uma diminuição da quantidade de cobalamina. No entanto, o indicador mais precoce e mais exato de uma diminuição da concentração de vitamina B12 é uma diminuição do nível de holotranscobalamina.

Para o desenvolvimento da deficiência de vitamina B12, a diminuição de sua entrada no corpo terá que levar muito tempo: cerca de 5-6 anos. Com a sua deficiência, as alterações mais pronunciadas são observadas nas células de divisão rápida da medula óssea, cavidade oral, língua e trato gastrointestinal, o que leva ao aparecimento de doenças do sangue, ao aparecimento de glossite, estomatite e má absorção intestinal. Com uma deficiência de vitamina B12, desenvolve-se anemia macrocítica, os processos de hematopoiese são interrompidos (em particular, divisão e maturação dos eritrócitos), o número de eritrócitos no sangue diminui e o seu volume médio aumenta, desenvolve-se hipersegmentação dos neutrófilos e surge a pancitopenia.

O que pode levar a uma falta de vitamina B12 ativa

Os bebés com defeitos geneticamente determinados nas enzimas necessárias para converter a vitamina B12 em coenzima ou um transportador de proteínas plasmáticas de baixo nível apresentam um metabolismo da vitamina B12 deficiente.

A anemia megaloblástica, que se desenvolve ao mesmo tempo, manifesta-se nas primeiras semanas ou meses de vida e caracteriza-se por uma diminuição normal ou ligeira da vitamina B12 no sangue. Pelo contrário, na anemia, que se desenvolve devido a uma má absorção, é sempre detectado um nível baixo de vitamina B12. A deficiência de cianocobalamina desenvolve-se frequentemente nos idosos e manifesta-se sob a forma de doenças neurológicas.

Um aumento da vitamina B12 no soro pode ser observado em várias condições, por exemplo, doenças do fígado (hepatite aguda e crónica, cirrose hepática, coma hepático), incluindo metástases de tumores malignos no fígado, bem como doenças mieloproliferativas, insuficiência renal crónica, insuficiência cardíaca.

Qual é o objetivo da determinação do nível de vitamina B12 ativa no soro sanguíneo

O estudo do conteúdo da vitamina B12 ativa no soro sanguíneo é utilizado como sinal inicial de deficiência de cobalamina, no controlo para determinar as causas da anemia (com uma diminuição do número de eritrócitos e um aumento do volume médio diário). Tratamento da anemia por deficiência de vitamina B12 e de folato.

As mulheres grávidas que recebem uma alimentação normal geralmente não sofrem de deficiência de vitamina B12. A probabilidade de desenvolver uma deficiência de vitamina B12 aumenta com uma dieta vegana rigorosa, bem como com uma violação da absorção intestinal causada por doenças do estômago, cólon ou pâncreas.

Na maioria dos casos, a deficiência de vitamina B12 está associada a uma violação da síntese ou da absorção do fator interno de Kastl. A primeira condição pode ser observada após cirurgia gástrica ou com gastrite autoimune (anemia perniciosa) e raramente é observada em mulheres em idade fértil. A absorção prejudicada é observada na colite ulcerosa não específica, na doença de Crohn e na helmintíase intestinal, bem como após a ressecção do estômago ou do cólon. A anemia megaloblástica durante a gravidez ocorre principalmente em mulheres localizadas em áreas endémicas de anemia hipercromática.

O que pode afetar o resultado do estudo da vitamina B12 ativa no soro

A toma de medicamentos ou suplementos dietéticos que contenham vitamina B12 pode afetar o resultado do exame.

2.6. Métodos de análise estatística

O tratamento estatístico do material recolhido foi efectuado utilizando métodos de análise paramétricos e não paramétricos.

Foram determinados os seguintes parâmetros de estatística descritiva: o número de observações (n), os valores mínimo e máximo do sinal em estudo, a média aritmética (M), o erro médio da média e da aritmética (t), o valor relativo. (R%) e o seu erro (R ± tr). Em alguns casos, determinou-se a mediana, construíram-se histogramas de distribuição.

Para estudar a importância das diferenças entre amostras, utilizámos o teste de student 1, cuja fiabilidade é marcada por P [60]. Os investigadores (%) utilizaram o método de mudança de ângulo de Fisher (RF). [74].

As diferenças entre as amostras foram consideradas importantes em P, Pf, Pm-u, PW-w, Pk-s, PV ≤0,05.

Para determinar a força de conjugação entre as propriedades estudadas, foram calculados os coeficientes de correlação linear (R) e de Spearman-rank (rs). A fiabilidade destes coeficientes foi considerada aceitável a Pr, Prs ≤ 0,05.

Para um determinado período de observação (durante o processo de tratamento), são calculados indicadores integrativos da sua dinâmica (IPD), a fim de refletir mais pormenorizadamente sobre a dinâmica dos parâmetros estudados. São calculados de acordo com a seguinte fórmula:

IPD \u003d Em (A / B) x (A + B),

Onde A e B são os valores dos resultados finais e iniciais, respetivamente [82]. Posteriormente, através de uma análise de correlação linear, determinou-se a direção e a força (R) da relação entre as IDS destes indicadores. A fiabilidade destes coeficientes foi considerada aceitável a P <0,05.

Os cálculos matemáticos foram efectuados numa conta pessoal.

Computador que utiliza pacotes de software estatístico desenvolvidos para esta categoria de máquinas em STATISTICA for Excel 5.0 e Windows 7.0.

CAPÍTULO III. RESULTADOS DA INVESTIGAÇÃO (AS NOSSAS PRÓPRIAS OBSERVAÇÕES)

3.1. Análise dos sinais subjectivos e objectivos da anemia por deficiência de ferro

A comparação da informação subjectiva e objetiva dos sinais em doentes com TTA antes e depois do tratamento foi de interesse (Tabela 1). No total, são 60 doentes. Os doentes estudados foram divididos em 2 grupos, consoante o nível de hemoglobina no sangue.

1 Grupo a. O grupo é representado por pacientes com uma forma média de TTA de 14 pacientes (4 homens e 10 mulheres). A idade dos doentes variava entre 21 e 57 anos. 39±18.

A duração da doença foi de 2 a 23 anos. Entre os doentes com uma duração da doença até 4 anos, 4 pessoas, de 5 a 9 anos - 3 pessoas, e aqueles que estão doentes há 10 ou mais anos - 5 pessoas.

2 Grupo a. O grupo é representado por doentes com uma forma grave de TTA 46 doentes (8 homens e 38 mulheres). A idade dos doentes variava entre 21 e 57 anos. 39±18.

A duração da doença variava entre os 12 e os 19 anos de idade. Entre os doentes cuja duração da doença é de até 10 anos, 14 pessoas estão doentes, 11 ou mais anos - 17 pessoas.

3.2. Análise comparativa

A tabela 1 mostra que os doentes do grupo i têm relativamente poucos sintomas subjectivos da doença em comparação com os doentes do grupo II de TTA. Como se pode ver, as tonturas, a perda de memória, as perturbações do paladar e a coiloníquia não são observadas em todos os doentes. Além disso, após o tratamento em regime de internamento, alguns sintomas de TTA foram preservados nos indivíduos devido a um tratamento deficiente. Os principais sintomas nos doentes com TTA são a descoloração da pele e a fraqueza.

Análise dos sinais subjectivos e objectivos da anemia por deficiência de ferro nos doentes do primeiro grupo

Quadro número 1.

Sintomas da doença	Grupo I n=14		Grupo II n=46	
	Número de casos antes do tratamento	**Número de casos após o tratamento**	**Número de casos antes do tratamento**	**Número de casos após o tratamento**
Pele pálida	17	13	42	31
Pele seca	17	16	42	31
Koylonychia	3	3	14	14
Palidez conjuntival	17	1	42	11
Língua pálida	16	4	42	18
Língua seca	2	2	31	31
Alteração das sensações gustativas	1	-	19	1
Fraqueza	18	2	42	4
Tonturas	6	-	11	-
Declínio da memória	4	3	38	24
Diminuição do apetite	16	2	42	10

Análise comparativa dos indicadores de ferro no soro sanguíneo em doentes observados.

Quadro n.º 2

Número de pacientes	**Até ao tratamento**	**Após o tratamento (2 meses depois)**
Grupo I n=14	5,7- 7,6 M=6,65	8,4- 12,0 M=10,2
Grupo II n= 46	3,8- 6,6 M=5,2	6,9- 9,0 M=7,95
N=60	3,8-7,6 M=11,4	6,9-12,0 M= 9,45

Como pode ser visto na Tabela 2, estudamos o ferro sérico em todos os pacientes estudados com TTA moderada a grave. Após o tratamento em regime de internamento, ao fim de 2 meses, os níveis séricos de ferro em todos os doentes subiram, mas não normalizaram, e os níveis de hemoglobina nem sequer atingiram os valores normais.

Análise comparativa dos indicadores de ferro sérico em mulheres e homens.

Quadro 3.

	Até ao tratamento	**2 meses após o tratamento**
Grupo I em mulheres n=10	5,7-6,0 mkmol/l	8,4- 12,0 mkmol/l
Grupo I em homens n=4	5,8-7,6 mkmol/l	8,7- 11,2 mkmol/l
Grupo II em mulheres n=32	3,8-6,3 mkmol/l	6,9- 9,0 mkmol/l
Grupo II em homens n=6	5,4-6,6 mkmol/l	7,8- 8,8 mkmol/l

Como se pode ver na Tabela 3, comparámos os indicadores de ferro sérico após 2 meses em homens e mulheres com TTA moderada a grave. Após o tratamento em regime de internamento, ao fim de 2 meses, os níveis de ferro sérico em todos os doentes subiram, mas não normalizaram, e os níveis de hemoglobina nem sequer atingiram os níveis normais.

Testámos a vitamina B12 antes do tratamento em todos os doentes do Grupo I-II. Todos os doentes do Grupo I-II têm indicações de vitamina B12 antes do tratamento.

Quadro 3.

Grupos de doentes	Até ao tratamento
Grupo I n=14	235,0- 494ng/ml
Grupo II n=38	196- 353 ng/ml

A Tabela 4 mostra que todos os doentes estudados nos Grupos I-II tinham níveis normais de vitamina B12 no sangue antes do tratamento.

Em todos os doentes estudados, foi estudada a ferritina, uma proteína que contém ferro no sangue.

Níveis séricos de ferritina antes e depois do tratamento em homens e mulheres com medicamentos que aumentam a eritropoiese.

Quadro 5

Contingente de doentes n= 60	Até ao tratamento	Dois meses após o tratamento
Grupo I em mulheres n=10	5-7mkg/l	116-124 mkg/l M=120 mkg/l
Grupo I em homens n=4	4-7 mkg/l	110-132 mkg/l M=121 mkg/l
Grupo II em mulheres n=32	5-6 mkg/l	106-108mkg/l M=107 mkg/l
Grupo II em homens n=6	4-6mkg/l	108-116 mkg/l M=112 mkg/l

A Tabela 5 mostra que todos os doentes apresentavam níveis baixos de ferritina. Após 2 meses de tratamento com medicamentos, os indicadores não se normalizaram, mas aumentaram significativamente.

3.3. Eficácia comparativa do tratamento de doentes com TTA

Comparámos a eficácia do tratamento de doentes com TTA que receberam apenas terapia patogénica com um fármaco de ferro em combinação com um fármaco de ferro e outros fármacos eritropoiéticos. Para o efeito, todos os doentes do Grupo II estudados (doentes com anemia grave) são divididos em 3 subgrupos: A, B, C. Cada grupo é constituído por 14 doentes.

Aos doentes do primeiro grupo (A) foram prescritas apenas preparações de ferro por via intravenosa durante 10 dias. Utilizámos o medicamento contendo ferro SUCROFERDL, que contém 100 mg de ferro. No hospital, foi prescrito o medicamento contendo ferro irovir, numa solução salina de 10 ml de cloreto de sódio, gota a gota na veia durante 10 dias. Após o tratamento hospitalar, foi prescrito tardiferon 1 comprimido 2 vezes por dia até 2 meses.

Análise comparativa do nível de hemoglobina e de eritrócitos antes e depois do tratamento com preparações de ferro

Quadro 6

Grupos de doentes gurugcha A	**Número de pessoas com anemia**	**Níveis de hemoglobina nos eritrócitos até ao tratamento**	**Nível de hemoglobina nos eritrócitos 10 dias após o tratamento**
Mulheres do Grupo I	10	71- 86 g/l 2.7- $3{,}0x10^{12}$	88- 100 g/l 3.4- $3{,}7x10^{12}$
Homens do Grupo I	4	78-82 g/l 2.9- $3{,}5x10^{12}$	86- 98 g/l 3.5- $3{,}7x10^{12}$
	n=14	M_{gb} =78,5 M_{er} =3,1	M_{gb} =93 M_{er} =3,55
Mulheres do Grupo II	12	44- 64 g/l 1.7- $2{,}2x10^{12}$	68- 76 g/l 2.0- $3{,}2x10^{12}$
Grupo II - Homens	2	50- 66 g/l 2.1- $2{,}5x10^{12}$	71- 78 g/l 3.2- $3{,}4x10^{12}$
	n=14	M_{nb} =55 M_{er} =2,1	M =73_{gb} M_{er} =2,7

Como se pode ver no quadro n.º 6, em todas as leis dos eritrócratas da gameglobina de Boles e da manobra de esquerda, eles eram invejados ao mesmo tempo.

A um pequeno grupo de doentes foi prescrita vitamina B12 em simultâneo com preparações de ferro, numa dose de 500 mg por dia durante 10 dias. Após o tratamento em regime de internamento, é prescrito Globex 1 cápsula 2 vezes por dia durante um máximo de 2 meses.

Doentes com TTA no subgrupo B

eficácia do tratamento com preparações de ferro e cianocobolamina

7 mesas

Grupo de contingentes de doentes V	**Número de pacientes n=14**	**Até ao tratamento**	**10 dias após o tratamento**
Mulheres do Grupo II	n=10	44- 64 g/l 1.7- $2{,}2\text{x}10^{12}$	70- 84 g/l 2.1- $3{,}2\text{x}10^{12}$
Grupo II - Homens	n=4	50- 66 g/l 2.1- $2{,}5\text{x}10^{12}$	73- 86 g/l 3.4- $3{,}6\text{x}10^{12}$
	n=14	M_{nb} =55 M_{er} =2,1	M =78_{nb} M_{er} =2,85

Como se pode ver no Quadro 7, selecionámos o Grupo II - doentes com TTA grave para tratamento em combinação com preparações de ferro e cianocobolamina. No tratamento hospitalar, foi obtido um efeito significativo com o tratamento patogénico em combinação com a vitamina B12.

Os doentes de um pequeno grupo recebem vitamina B12 durante o tratamento hospitalar, ao mesmo tempo que preparações de ferro, 500 mg por dia durante 10 dias e composição de semin-aminoácidos, 200 ml por dia durante 4 dias. Após o tratamento em regime de internamento, é prescrito Globex 1 cápsula 2 vezes por dia durante um período máximo de 2 meses.

Eficácia do tratamento de um pequeno grupo de mesa 8 com preparações de ferro, ácido fólico, cianocobolamina e composição de aminoácidos

7 mesas

Contingente de doentes Grupo C	Número de pacientes n=14	Até ao tratamento	10 dias após o tratamento
Mulheres do Grupo II	1 n=12	44- 64 g/l 1.7- 2,2x10^{12}	80- 94 g/l 3.0- 3,7x10^{12}
Grupo II - Homens	n=2	50- 66 g/l 2.1- 2,5x10^{12}	79- 96 g/l 3.5- 3,8x10^{12}
	n=14	M_{nb} =54 M_{er} =2,1	M_{nb} =87,5 M_{er} =3,4

Como se pode ver na Tabela 8, foi obtido um efeito significativo em todos os grupos no tratamento da TTA com três fármacos que melhoram a eritropoiese.

Tratamento seletivo com medicamentos que melhoram a hematopoiese eficácia comparativa dos doentes

Tabela 9.

Grupos de pacientes	**Número de pessoas com anemia N=42**	**Diferença no nível de hemoglobina nos eritrócitos**
Grupo A (receptores de Fe	14	M_{gb} =73-55=18g/l M_{er} =2,7-2,1=0,6 Resultado 15%
Grupo V (Fe+ V12+aceitadores de ácido fólico	14	M =78-55=22g/l_{gb} M_{er} =2,85-2,1=0,75 Resultado 18,3%
Grupo C (Fe +B12+ toma de ácido fólico e aminoácidos)	14	M_{gb} =87,5-54=33,5g/l M_{er} =3,4-2,1=1,3 Resultado 27,9%

A Tabela 9 mostra que os pacientes do subgrupo a que tomaram os medicamentos Fe ao mesmo tempo apresentaram um aumento de 15% na hemoglobina, 18,3% no subgrupo B e 27,9% no subgrupo S. a, a cianocobolamina, o ácido fólico e a composição de aminoácidos tiveram um efeito significativo nos subgrupos A e, embora a composição de aminoácidos não tenha sido definida, a hemoglobina no subgrupo C aumentou 27,9% após 2 meses.

CONCLUSÕES

CONCLUSÕES DA REVISÃO DA LITERATURA

O ferro é um micronutriente importante que está presente em muitas enzimas e tecidos. É a TTA que está na origem do stress, da diminuição da capacidade de trabalho em adultos e crianças e do atraso no crescimento e desenvolvimento das crianças.

As informações obtidas durante a entrevista com o doente desempenham um papel importante na determinação da causa da anemia por deficiência de ferro: idade, presença de riscos profissionais, natureza da alimentação, presença de doenças concomitantes. doenças, toma de medicamentos, informações sobre a hereditariedade, etc.

As causas mais comuns do aparecimento da deficiência de ferro são: nutrição inadequada: se o corpo não receber a norma diária de ferro ou seguir uma dieta desequilibrada sem carne, a gravidade desta doença é muito elevada, várias perdas crónicas de sangue: gastrointestinais, nasais, pulmonares, renais, etc., o período de aumento das necessidades de ferro, por exemplo, a gravidez.

Manifestações clínicas da deficiência de ferro no corpo: pele seca, violação da integridade da epiderme, unhas quebradiças, cabelo, feridas e fissuras nos cantos da boca, fraqueza muscular, etc. Pode haver uma violação do paladar, bem como a dependência de certos odores (acetona, gasolina) sob a forma de língua queimada, giz, pasta de dentes, terra, grãos crus, o desejo de comer carne crua.

A deficiência de ferro é caracterizada por lesões no trato gastrointestinal (gastrite).

A eritropoietina é o principal regulador específico da eritropoiese, e interage com receptores específicos na superfície das células estaminais eritróides, induzindo a sua diferenciação, e com receptores nas células do passado que estimulam a síntese de hemoglobina.

A cianocobalamina (vitamina B12) tem um efeito estimulante pronunciado na eritropoiese, sendo utilizada como injeção para várias formas de anemia oral. A cianocobalamina está presente na composição das preparações compolon, vitogenate, antianemin. A vitamina B12 (cianocobalamina) tem um efeito metabólico e hematopoiético.

O ácido fólico é utilizado para melhorar a hematopoiese em várias formas de anemia.

Conclusões sobre o estudo dos métodos de investigação:

Uma análise de sangue geral é útil para um médico de qualquer especialidade. De acordo com os resultados de uma análise ao sangue (hemograma), o médico pode avaliar corretamente o estado do organismo, fazer um diagnóstico inicial e prescrever atempadamente o tratamento adequado.

A utilização de diferentes métodos de diagnóstico por diferentes clínicas conduz a resultados diferentes e as unidades de medida também podem variar. Por conseguinte, é necessário consultar o médico assistente para interpretar corretamente o resultado de uma análise bioquímica ao sangue.

Conclusões sobre os resultados da nossa própria investigação:

A ineficácia do tratamento patogénico com medicamentos contendo ferro em doentes com TTA é observada com medicamentos contendo ferro incompletos e não corrigidos antes do tratamento com os nossos medicamentos.

Nos doentes com TTA, verifica-se uma perda completa das manifestações clínicas e objectivas com a normalização do nível de reserva de ferritina no sangue no contexto do tratamento com medicamentos contendo ferro e em combinação com outros medicamentos eritropoiéticos.

Em doentes adultos com TTA grave, a combinação de preparações de ferro com B12 e ácido fólico dá um efeito relativamente significativo (18,3%) com preparações de ferro (15%) do que a monoterapia patogénica.

Em doentes adultos com TTA, a composição de aminoácidos e a eficácia clínica do tratamento com fármacos de ferro em combinação com cianocobolamina proporcionam uma maior eficácia do que o tratamento com cianocobolamina, ácido fólico e preparações de ferro (27,9%) e reduzem a duração do tratamento para a TTA.

RECOMENDAÇÕES PRÁTICAS

No tratamento de doentes adultos com TTA, é necessária uma abordagem diferencial. Ao escolher o método e a duração do tratamento com preparações de ferro, é necessário ter em conta o nível de hemoglobina.

No tratamento, os doentes com TTA ligeira a moderada só podem limitar-se à prescrição de medicamentos patogénicos e, em seguida, à elevação da monoterapia eficaz com medicamentos. Aos doentes com TTA de gravidade moderada a grave são prescritos tipos de preparações de ferro injectáveis.

Os doentes com níveis graves de TTA em tratamento requerem não só tratamento patogénico, mas também a nomeação simultânea de outros medicamentos eritropoiéticos; cianocobolamina, ácido fólico e composição de aminoácidos durante o tratamento hospitalar.

CANDIDATURA

A maioria das manifestações clínicas da TTA está associada a um complexo de perturbações metabólicas. Com a TTA, os níveis de ferritina diminuem inicialmente no organismo. A ferritina é um complexo proteico que desempenha o papel de principal armazém intracelular de ferro. Pode chamar-se-lhe uma espécie de cofre, no qual o ferro é recolhido e recolhido, que é dado ao corpo em caso de emergência. Não é a hemoglobina, como muitas pessoas pensam, mas sim a ferritina, que indica se o doente tem tendência para sofrer de anemia. Normalmente, o valor de referência da ferritina varia entre 5 mcg/L e 148 MCG/L. Mas como compreender que o valor da análise da ferritina é a sua norma? Não existe um valor ideal para a ferritina. Este é um número individual. Ferritina baixa - com um valor de 5, 6, 7 - um indicador de que pode viver, mas não quer mesmo: tonturas, dores de cabeça, baixa eficiência, fadiga constante - isto é um apoio para esperar pelos números. O limite inferior do valor é um indicador do seu peso. O limite superior da ferritina, que não é uma patologia, é de 300 mcg / l. O nível individual de ferritina O é calculado pela fórmula: o seu peso (kg).) + 70 mcg / l. Por exemplo, numa rapariga com um peso de 60 kg, o indicador individual de ferritina é 130 MCG / L. Não diagnosticamos a anemia por deficiência de ferro com hemoglobina, é necessário ver o valor da ferritina, uma vez que este é o primeiro e mais precoce indicador do sinal de deficiência de ferro. E é aconselhável conhecer os indicadores de eritrócitos, transferrina, coeficiente de saturação da transferrina, ferro sérico OJSS, índice de cor, MCV, MCH. Tendo em conta apenas o indicador de hemoglobina, é incorreto tirar conclusões sobre a anemia por deficiência de ferro. A ferritina armazena ferro para que não ocorra uma anemia de emergência. Se a hemoglobina baixar de 120 e estiver próxima da ferritina - 6, a anemia não o fará esperar. Agora pense em reservas de ferro para um dia "chuvoso", então a diminuição da hemoglobina não será acompanhada de fadiga, baixa eficiência e outras consequências desagradáveis da anemia. Afinal de contas, a ferritina vem em socorro.

Desde 1969, o paciente M. nasceu com TTA há mais de 10 anos. Durante um ano, é tratado de forma estacionária durante 10 dias. Toma preparações de ferro em regime ambulatório. Foi tratado pela última vez num hospital do Departamento de Hematologia de um centro médico multidisciplinar na região de Andijan. No momento da admissão, o nível de hemoglobina era de 58 g / L. Foi-lhe prescrito apenas preparações de ferro em injecções durante 10 dias. Durante a autorização de regresso a casa, os níveis de hemoglobina passaram para 69 g/L. O estado do doente melhorou. O doente é autorizado a regressar a casa em condições satisfatórias. É-lhe prescrito tomar uma dose ambulatória sob a forma de preparações de ferro e comprimidos multivitamínicos duovit no momento da autorização de regresso a casa.

Paciente R. Desde o seu nascimento em 1983, tem sido tratado no hospital com o diagnóstico de TTA grave. Quando foi examinado, o nível de hemoglobina era de 46 g / L. O estado geral era grave. Os sinais objectivos de TTA são expressos. Os níveis séricos de cianocobolamina estavam dentro dos valores normais. No hospital, foram-lhe prescritos 500 mg / ml de cianocobolamina por dia, para além de preparações de ferro todos os dias. Após 10 dias, o nível de hemoglobina subiu para 68 g / l. O estado geral do doente é relativamente satisfatório.

O doente s, nascido em 1976, foi hospitalizado em estado crítico. Na altura da admissão, os níveis de geglobina eram de 42 g/L. O paciente recusou-se a fazer hemotransfusão. Foram prescritos 3 medicamentos eritropoiéticos de cada vez. Preparação de ferro 100 mg injetável, cianocobolamina 500 mcg / ml e composição de aminoácidos semin 200 ml / dia durante 10 dias. 10 dias após o tratamento, o nível de hemoglobina atingiu 73 g / l. O estado geral do doente melhorou significativamente.

LISTA DE LITERATURA

1. Alan G. B. Titsa Guia clínico de análises laboratoriais / / M.: Labora. - 2013. - T. 1280.

2. Avtsin A.P. Microelementos humanos. Cline.med. - 1987. 65 Vols. No. 6, p. 36-43.

3. Abdulkadirov K.M., Shcherbakova E.G., Ganapieva A.A. Hemocomponente e terapia de desintoxicação por infusão de pacientes com doenças do sistema sanguíneo. // Gemat. e transmissão -1984, No. 9.

4. Abdulkadirov K.M. última referência hematológica. // Moscovo. -2004.-.

5. Azimboev E.A., Soliev K.K., Toshboev A.B. e hemorragias em doentes com outras trombocitopenias e o seu tratamento urgente. Rep.conf. Sobre o tema: um problema urgente de organização de situações de emergência. cuidados médicos Tashkent P. 13, 2003.

6. Amanov I.I. Experiência na utilização do medicamento ferro intramuscular no tratamento da anemia pós-parto em mulheres. // Hematologia e transfusiologia. - 2004.- Vol 49. -№2.-42-43-PP.

7. Amnut S.Ya. etc. A utilização do Totem no tratamento da anemia por deficiência de ferro em crianças. // Pediatria. - 2001. STR 70.

8. Anemia em crianças: diagnóstico e tratamento. Um guia prático para médicos, ed. Rumyantseva A.G. Tokareva, Yu.N. /M. Max-Press. - 2000. - B.9-17.

9. Aripov A.N., Fesenko L.M. Bioquímica clínica (métodos). - Tashkent: Abu Ali InB Sino. - 2000. - 267 b.

10. Asadov D.A., Sabirov D.M. e outras diretrizes clínicas para o rastreio, prevenção e tratamento da anemia por deficiência de ferro.// General practitioner bulletin. - 2005. - No. 1. - S. 19-29.

11. Babash G.V., Malakhovsky Yu.E. etc.Prevalência, clínica e causas da deficiência oculta de ferro em crianças em idade escolar. // Pediatria. -1980. - No. 5. -39-42-PP.

12. Barashkov G., Zaitseva L. Os microelementos na teoria e na prática da medicina. // Doc. - 2004. - No. 10. - 45-48.

13. Bakhramov B.S., Nadzhimitdinova M.A. etc. A fase líquida é um método de imunoprecipitação para a determinação da transferrina do soro sanguíneo. // Jornal de Medicina. Uzbequistão - 1995. - No. 3. -C-21-23.

14. Bakhramov S.M., Tursunova N.A., Sabirov D.M. - Medicina de transfusão. Tashkent, 2007.

15. Bakhramov S.M., Bulgakov A.A. etc. Aspectos modernos do diagnóstico precoce, prevenção e tratamento de casos de deficiência de ferro. // Questões actuais da hematologia e transfusiologia modernas. Coletânea de trabalhos científicos. I congresso de hematologistas e transfusiologistas do Uzbequistão. - Tashkent. -2004.- C 5-10.

16. Bakhramov S.M., Farmanqulov X.K., Djumaniyozova X.R. etc. Organização da recuperação em massa de hemoglobina da população da SSR do Uzbequistão. / Revista Med. Uzbequistão. -1993. - № 3. - B.7-10.

17. Bakhromov S.M., Farmanqulov X.K. Iron tankisliga camconities. / Revistas médicas do Uzbequistão. -1999. - № 6. -B. 13-20.

18. Beloshevsky V.A. Deficiência de ferro em adultos, crianças e mulheres grávidas. V. -2000.-125 b.

19. Steam A.A., Bakhramov S.M., Toraev A.T. etc.Diagnóstico, tratamento e prevenção de casos de deficiência de ferro. - Recomendações metodológicas. - Tashkent. -2000.-16 b.

20. Buglanov A.A., Kazakbaeva H.M., Salihov T.A. Método de imunoensaio enzimático em fase sólida para a determinação da concentração de ferritina no soro humano // Hematologia e transfusiologia. - 1988-No. 5. - B.53-54.

21. Bakhromov S.M. Medicina transfusional 2009

22. Steam A.A., Mamatkhanov O.A. Molecular aspects of ferrokinesis / / Journal of theoretical and clinical medicine. - 2001. - No. 2. -44-48-PP.

23. Vapor A.A., Nazarov B.N. e outras deficiências de ferro em grupos de risco / / Hematologia e transfusiologia. -1994. - № 6. - B.35-38.

24. Steam A.A., Rasulov S.K. etc.Diagnóstico laboratorial moderno de casos de deficiência de ferro. - recomendações metodológicas. - T. -2001.-19 b.

25. Steam A.A., Sayapina E.V., Toraev A.P. Papel bioquímico e clínico do ferro / / Hematologia e transfusiologia. - 1991-No. 9. - B.36-37.

26. Blindar V.N. Métodos de investigação - agência noticiosa médica russa, 2020.

27. Botvineva V.V. Gordeeva O.B. Perspectivas para o diagnóstico e tratamento da anemia por deficiência de ferro em crianças. Farmacologia Pediátrica. 2012 9(5): 35-40

28. Steam A.A., Toraev A.T. A eficácia do medicamento combinado "Totem" no tratamento da anemia por deficiência de ferro em crianças.// Boletim de clínica geral. - 2001. - No. 3. - B.30-32.

29. Bala Yu.M., Beloshevsky V.A. A questão da patogénese da anemia: neoplasias malignas e inflamação crónica // Hematologia e transfusiologia. - 1987. No. 4. Com. 37-39.

30. Beloshevsky V.A., Minakov E.V. Anemia em doenças crónicas. - Voronezh. 1995 ano.

31. Vorobyov P.A. Síndrome de anemia na prática clínica. - M, 2001. - A partir de 10.

32. Quem. Alimentação e alimentação de bebés e crianças pequenas.

33. Volkov V.S., Kirilenko N.P. Sobre doenças vegetativo-somáticas em pacientes com anemia por deficiência de ferro. // Hematologia e transfusiologia. -1999. - Vol 44.-№3.-43-44-bet

34. Vorobyov P.A. Síndrome de anemia na prática clínica. MNyudiamed. - 2001. - S.36-94.

35. Vorobyov A.I. Handbook of Hematology (Manual de Hematologia). Moscovo, T.3, 2005, pp. 148-344

36. Volkovoy M.A. Oncogematologia clínica. Moscovo, Medicina, 2007.

37. B. I. Ershova.Visual Hematology. Grupo Editorial" Botar-Media", Moscovo 2008. 116s.

38. Ganieva M.G., Zevaev E.A., Nizamitdinova M.M. Prevalência de casos de deficiência de ferro em crianças. // Jornal Médico do Uzbequistão -1991. - № 5. - S.ZO-32.

39. Globin V.I. Inyakova N.V. etc.Prevalência e probabilidade de transição de deficiência de ferro para anemia em crianças em idade escolar. // Hematologia e transfusiologia. - 2001. - 46° v. - № 6. -P. 7

40. Dvoretsky L.I. Deficiência de ferro em crianças e IDA. -M. Diálogo Eslavo, 2001 - P. 143.

41. Tradução de Pediatric Hematology do inglês S.M. Willoby, ed. Academia de Ciências Médicas correspondente prof. N.S.Kloyak-2001.

42. Davrav M.E., Farmanqulov X.K. A importância do ferrostatus, micronutrientes na anicização e tratamento da anemia de ferro tankisla de usmirs. // Sábado. trabalho científico da conferência científica e prática. "Problemas actuais de hematologia e transfusiologia. T. - 2005. - S. 142.

43. Dvoretsky L.I., Vorobyov L.A. Diagnóstico diferencial e tratamento da síndrome anémica 2001. - V.46. - No. 6. 17

44. Denisov I.N., Shevchenko Yu.L., Kulakov V.I., Khaitov R.M. "Clinical guidelines for practitioners based on evidence-based medicine. 2ª ed. 2002. GEOTAR-med.

45. Zubareva.K.M.- Doenças b. - M. -1994.- 87 b.

46. Demikhov V.G. Morshchakova E.F. e outros a prevalência e a possibilidade da transição da deficiência de ferro para a anemia em crianças em idade escolar. // Hematologia e transfusiologia do sistema sanguíneo. Moscovo, 1979

47. E.D. Goldberg patologia reguladora do sistema sanguíneo. Moscovo, 2009 Agência de Notícias Médicas.

48. Zakharova I.I., Korovina N.A. e outros aspectos modernos do diagnóstico e tratamento da deficiência de ferro em crianças. // Questões de pediatria moderna. - 2002. - 1° v. - № 1.

49. Zakharova I.N. e outra seleção de preparações de ferro para Ferrotherapy anemia por deficiência de ferro. // Revista médica russa. - volume N - 2003. - No. 1.- S.1-7.Inoyatov X.P., Bug'lanov A.A. Bolalarda surunkali ITPda trombotsitlarning funktsional holatiga turli xil konservativ terapiyaning ta'siri. I-kongress gemat. va uzatish Res. Uz. Toshkent. 2004. 47-48-betlar

50. Hematologia clínica. Ed. Berchani Sh. tradução da sala. Bucareste 1985

51. Kassirsky I.A., Alekseev G.A. Hematologia clínica M.1997

52. Lugovskaya S.A., Mironova I.I. etc.Diagnóstico da deficiência de ferro com a ajuda de analisadores hematológicos modernos //Hematologia e transfusiologia. -1996. - 41° v. - No. 4.- S.31-33.

53. Lugovskaya S.A., Pochtar M.E. Atlas hematológico. Triada-Tver, 2014.

54. Luges, S.M. Bain, B Boyte. I. Hematologia aplicada e laboratorial. Tradução do inglês. ed. prof. A.G. Rumiantsev. Grupo Editorial "Botar-Media". Moscovo. 2009, 672p.

55. Malikova G.B. Um estudo comparativo da eficácia de dois fármacos de ferro - maltofer e ferrumlek - para uso intramuscular em mulheres grávidas no final do segundo trimestre de gravidez. // Questões actuais da hematologia e transfusiologia modernas. Coletânea de trabalhos científicos. I congresso de hematologistas e transfusiologistas do Uzbequistão. - Tashkent, 2004. - De 5 a 10.

56. Matova N.E., Korovina NA. A eficácia da utilização de um complexo de hidróxido de ferro (III) com polimaltose (ferrum lek) em condições de deficiência de ferro em crianças de tenra idade. // Pediatria. 2002. - No. 6. - B.67-72.

57. Mikhailov V.G. Curso de hematologia 2002 IBn sino.

58. Musoshaykhov Khusanboy et al. Fundamentos da transfusão transfusiológica. substitutos do sangue 2019

59. Malova N.E. Bases clínicas e hematológicas para o tratamento diferencial e a prevenção da anemia por deficiência de ferro em crianças pequenas. Resumo da dissertação do candidato de Ciências. Moscovo p. 25, 2003

60. Semenova E.N. Stuklov N.I. Ideias modernas sobre os mecanismos de absorção e utilização do ferro no organismo. O papel dos cuprofermentos e das proteínas dependentes do manganês. Coleção de materiais da conferência científica e prática de toda a Rússia no século XIX Ryazan, 17-18 de outubro de 2013. Pp. 26-30

61. Kazyukova T.V. Kalashnikova G.V. Fallux A. Novas possibilidades de ferroterapia para a anemia por deficiência de ferro. Farmacologia clínica e terapia. 2004, 2(9):88-92.

62. M.A.Volkova oncogematologia clínica. Moscovo, Medicina, 2007

63. Mamatkhanov O.A., Buglanov A.A.Método de imunopreparação em fase líquida para a determinação da concentração de seruloplasmina no soro sanguíneo humano. // Jornal de medicina teórica e clínica. -2004.-№6.- S.40-42.

64. Marie E. Wood, Paul A. Bunn" Secrets of Hematology and oncology " Prof. Tokarev Yu.N. Tradução de Moscovo " 2004.

65. Najmitdinov.S.I.Professor associado de Hematologia da clínica.Tashkent.1997.

66. Nazarov K.D., Evaporative A.A. Early diagnosis of the condition of iron deficiency in the body of children. Questões actuais da hematologia e transfusiologia modernas. Coleção de trabalhos científicos. I congresso de hematologistas e transfusiologistas do Uzbequistão. - Tashkent, 2004. - B.5-10.

67. Ozhegov A.M., Maltsev S.V., Ozhegov E.A. A eficácia da utilização do medicamento "Totem" em crianças de tenra idade com a troca de alguns oligoelementos e anemia por deficiência de ferro. // Jornal Russo de Pediatria. - 2004. - No. 6. - B.47-50.

68. Okorokov A.N. Diagnóstico de doenças dos órgãos internos. - M., 2001. - V.4. -387 b.

69. Omarova K.O., Lysenko I.B. Iron deficiency anemia in children (carta de informação). - Almaty, 2001. - 4 b.

70. Petrov V.N., Bakhramov S.M., Farmanqulov X.K. / Iron deficityanemia. - Tashkent. "Ibn Sina". 1995 ano.

71. Pavlov A.D., Mordyukova E.F. Iron metabolism and its regulation / / iron deficiency and iron deficiency anemia in children - M., 2001. -7-24-PP.

72. Prevenção e tratamento de casos de deficiência de ferro com o medicamento multielementos "Totema". - recomendações metodológicas. (Autores: Evaporator A.A., Toraev A.T. e outros) Tashkent. - 2001. -11 b.

73. Rumyantsev A.G., Tokarev Yu.N. Anemia, diagnóstico e tratamento em crianças M.2000

74. Rumyantsev A.G. O papel da deficiência de ferro na estrutura dos distúrbios de saúde em crianças // deficiência de ferro e anemia por deficiência de ferro em crianças. - M. - 2001. - S.25-35.

75. Rumyantsev A.G., Tokarev Yu.N. Anemia em crianças: diagnóstico e tratamento. M. Medicine, 2000. -47 b.

76. Rumyantsev A.G., Tokarev Yu.N. Doenças de sobrecarga de ferro. - M. - 2004. - B.18.

77. Rakhimova D.Z., Farmanqulov X.K., Abdukodirova D.A., Makhmudov Kh.A. "Iodine deficiency, hypothyroidism and iron tankisliga camconliga". M.Tashkent, 2006. Pp. 69-76.

78. Rukavitsyn O.A. Hematologia: um guia nacional 2019.

79. Shiffman F. J., Fisiopatologia do sangue -2020

80. Rukavitsyn A. Manual do hematologista -., 2020.

81. Ragimov A.A., Transfusiologia: diretrizes nacionais - 2018.

82. Stuklov N.I. Livro didático de hematologia -, 2018.

83. Vorobieva A.I. Manual de Hematologia. Em 3 vols. Moscovo, 2005

84. Saliev K.K., Sotnikova E.N., Soliev A.S. Prevention of hereditary anemia and medical genetic counseling in endemic regions of the CIS. Tashkent. Ibn Sina. 1992 ano.

85. Salihov T.A., Buglanov A.A. Transferrina / / química de compostos naturais na troca de ferro. - 1994-No. 2. - S. 139-157.

86. Samsigina G.A. Anemia por deficiência de ferro em crianças: prevenção e tratamento. // Médico assistente. - 2001. - No. 5-6. - B.62-65.

87. Sahibov T., Mirzaahmedova I., Soliev K.K. e b. Em crianças em idade escolar e smyrs, iron tankisliga kamkonli. // Doenças da doença de Hematologia e con hizmatii. Conferência científica e prática. Coleção de trabalhos científicos - T, 2005.-102b.

88. Soliev K.K., Azimboev E.A. Morfologia dos eritrócitos e indicadores do sangue periférico na população dos distritos rurais da região de Andijan.// Coleção de trabalhos científicos da conferência científica e prática. "Problemas actuais de hematologia e transfusão de sangue". T. 2005.- S. 108.

89. Suleymanova D.N., Mikhailov V.G. etc. // Carta de informação. UMS MH RUz. 04/05/2002.- № 0023. -4 s.

90. Suleymanova D.N., Selvendron D., Khasenova G.X. etc. Frequência da anemia por deficiência de ferro em crianças em idade escolar em Tashkent. // Questões actuais da modernidade. hematologia e hematransfuziol. Sábado. trabalho científico. Tashkent, 2000. - S.52-57.

91. Skalny A.V. Yatsyk G.V., Odinaeva N.D. Oligoelementos em crianças: métodos de propagação e correção, guia prático para médicos Moscovo. 2002 ano.

92. Sadovskaya N.Yu microelementos Moscovo em medicina, Volume 1, 2000.

93. Guia do profissional. Versão eletrónica, 2004.

94. Tarasova I.S.Chernov V.M. Prevalência e causas da deficiência de ferro em adolescentes. Coleta de materiais da conferência científica e prática de toda a Rússia "diagnóstico e tratamento da anemia" em Ryazan no século 19, de 17 a 18 de outubro de 2013. Pp. 16-21

95. Turaev A.T., Bulgakov A.A. Aspectos modernos do problema da anemia por deficiência de ferro. // Prof. A. Tooraeva. - Tashkent. - 2003. - S.3-7.

96. Turaev A.T., Kolesnikova I.A., Sodikova S.S. e outros a questão da propagação da anemia por deficiência de ferro em crianças na cidade de Fergana e na região de Fergana. // Coleção de trabalhos científicos. Tashkent, 1991. - S.77-82.

97. Toraev A.T., Tajieva E.A., Abdullaev F. Anemia por deficiência de ferro em crianças o conteúdo de oligoelementos no sangue e no cabelo. // Trabalho científico de sábado. T., 1985. - S.58-60.

98. Farmanqulov X.K., Yuldasheva M.A., Aripova N.B., Sadikova S.S. Hemolytic micronutrient status and despheral therapy effect in Beta thalassemia. Coleção de trabalhos científicos do Instituto de Investigação de Gi Pk Ruz.2006. b.-6-7

99. Finogenova N.A., Chernov V.M., Marshakova E.F. e outras anemias, diagnóstico e tratamento em crianças 2000Faynshteyn F.E. Korenin G.I. Baxramov S.M. boshqalar // Qon tizimining kasalliklari. - Toshkent. "Dori". O'zSSR. 1987 yil, 396-507..79-betlar. Xasenova G.X. O'smir qizlarda giperpolimenoreyadan kelib chiqqan temir tanqisligi holatlarini kompleks davolash samaradorligini baholash. // Pediatria. -2000.- №4. - B.26-28.

100. Khasenova G.X., Drumova G.N. Estudar a eficácia da utilização do medicamento anti-anemia "Tardiferon" em raparigas adolescentes com doenças do aparelho digestivo. // Pediatria. - 2000. - S.67-70.

101. Shaykhova G.I. O valor do ferro nas doenças digestivas // Medical Journal of Uzbekistan. -1990. - № 2. - 59-61 .s.

102. Shakieva R.A., Djubaniyazova G.B., Saxieva S.S. A administração semanal de preparações de ferro é uma forma eficaz de prevenir e tratar a ADF. - Método, recomendações. - Tashkent, 2001. -14 b.

103. Shamanov T.Sh.Prevenção e luta contra a anemia por deficiência de ferro. - Guia prático para profissionais de saúde. Almaty, 1998. - 36 b.

104. Elliot V, Elliot D. Biochemistry and Molecular Biology M. RAMS Biomedical Chemistry Research Institute publishing house, pp. 311-321, 2003.

105. Eshov N.R., Bakhramov S.M. etc. A importância da terapia imunocorrectiva em doentes com doenças hepáticas difusas crónicas com anemia. / Revista Médica do Uzbequistão. - 2000. - No. 4. - S.28-31.

106. Rukavitsyn O.A. etc. São Petersburgo, Hematologia. Atlas de referência. editora" infância - Imprensa", 2009, 256b.

107. Poryadina G.V. Curso de palestras de fisiopatologia 2019

108. Degetarev V.P. Fisiologia simples 2016

109. Kovalchuk L.V.- Seminário de Imunologia 2015

110. Postnikov A.A. Purga de sangue 2008

111. Bain. B.J., Gupta R hematologist's Guide A-Z

112. Sinagoga Harald. Heinz Diam Torten Haferlach. Atlas de Hematologia é um guia prático para o diagnóstico morfológico e clínico. Kozinets e relógio sangue e medicina

113. Kozinets. G.I. Análise clínica do sangue para o diagnóstico de anemia e leucemia, interpretação dos resultados.

114. Hematologia Pediátrica: métodos e protocolos "Goulden N.J. Steward C.G".

115. O Atlas colorido de Hematologia é conhecido como "H.Theml. T. Haferlach", 2011.

116. Patologia da neoplasia primária de "Donald Earl Henson", 2012-2013.

117. "Hematologia / oncologia e terapia com células estaminais", Jornal 2008-2011. Arábia Saudita.

118. Lugovskaya S.A., Pochtar M.E. Hematological atlas. Triad-Tver, 014.

119. Aggett P.J. Physiology and metabolism of essential trace elements: a brief description // Cline. Endocrinol. Metab. -1985. - V.14, № 3. P. _513-543.

120. Horse-Timimi D.J., Al-Sharbti S.S. Falta de zinco em populações saudáveis em Bagdade, Iraque. // Saudi Med J. 2005. novembro; V.26 (1 1). P. 1777

121. Andrew N.C. Troca e absorção de ferro / / Rev. Cline. Exp. Hematol. - 2000-V.4.-P.283-301.

122. Bellucci S. Chorpak Y. Dose de corticosteróides na ameaça de PTI. Data randomization clinic invetstiqaition / BLOOD 1988. v / 71. 4p 1165

123. Ballas S.K. Lewis C.N. Nobody A.M. Krasnow S.H. Kama-rulzamon E.

124. Burka E.R. Caraterísticas clínicas hematológicas e bioquímicas da doença Hb SC. Gematolite J. 1982.v. 13. P. 37.

125. Bunn H.F. etc. Molecular genetic and clinical aspects of hemoglobin. Philodelphina 1986.

126. Bunn H.F., B.G.ni forget, Ranney H.M. Hemoglobinopathies, the main problems in Internal Medicine, v.12 Philadelphia-London, 1977. Lisker R. etc. A nev glucose-6-fosfato desidrogenase é uma genética humana. 1985, 69, N 1, p 19-129. Ballin A., Berar M. etc. Iron status in adolescent women. // American Journal of pediatric diseases. 1992, V.146, P.803-5.

127. Beauchamp C. Fridović I. Superóxido dismutase: análise melhorada e Análise Aplicada para géis de acrilamida. Análise. Biochem, 1971, V. 44, P. 276-287.

128. Beckett GJ; Peterson F.E.; Choudhury K; Rae PW; Nicole F; Wu PS; Toft AD, Smith AF; Arthur Jr., correlações entre o selénio e o metabolismo das hormonas da tiroide em ratos e humanos. // J. Iz. Element. Electrolyte health dis., 1991, V.5, P. 265-267.

129. Black.R.E.- Microelementos na gravidez. // Br. J. Nutr. 2001. maio; 85 Suppl 2, P. 193-7.

130. Boivin M.J., Giordani B. Após o tratamento de suplementação de ferro e de parasitas intestinais, melhoria da atividade cognitiva das crianças em idade escolar no Zaire, África. // Journal of child psychology. 1993, V.I 8, P.249

131. Bomferd A.B., Munre H.N. Transferrin and its receptors. Seu papel na célula // Hepatologia. -1985. - V.5. - P.870-875

132. Careddu P., Scotti A. Ensaio clínico controlado, duplamente cego e multicêntrico da proteína succinilato de ferro no tratamento da deficiência de

ferro em crianças. // International Journal of Clinical Pharmacology, therapy and toxicology. 1993, V.31, B. 157-69.

133. Chang AB, Torzillo P.J. etc. Suplementação de zinco e vitamina A em crianças indígenas australianas hospitalizadas com infeção do trato respiratório inferior: um ensaio aleatório controlado. / Med. J. Aust. 6 de fevereiro de 2006; 184(3), B. 107-12.

134. Chaudiere J., Ferrari-lliou R. Antioxidants within the cell: chemohydanbiochemical mechanisms. Química alimentar. Toxicol, 1999, V.37, p.949-962.

135. Chierici R, Saccomandi D, Vidi V suplementos alimentares para mães lactantes: efeitos sobre os microelementos do leite // Ata Paediatr Suppi 1999 V.88 (430), P.7-13.

136. Dagenais S.L. Adam A.N. etc. A new frameshift mutation in e [on 23 of ATP7A (MNK) leads to occipital branch syndrome rather than Menkes d disease. // Am. J.Hum. Genet 2001.Aug; V.69 (2), p.420-7.

137. Davics IC. Radioanalítica. Chem. - 1977.V.37.-B.39-64.

138. DeMaeyer E.M. etc. Prevention and control of iron deficiency anemia through primary care. A guide for health administrators and program managers. // Genebra, Organização Mundial de Saúde, 1989. P. 178

139. Droke EA et al. Potencial para classificação incorrecta do estado dos micronutrientes em crianças que participam no programa Head Start / / J. Am. Diet Dots. março de 2006; V.I06 (3), P.383-4.

140. Erwin D.H. Permo-Trias extinction / / nature.- 1994.- V.367.- B.231.

141. Felders R.A. Kuiper-Kramen E.P., Van Eijk H.G. Structure, function and clinical significance of Transferrin receptors //Cline. Chem. Lab.Med. - 1999. - V.I. -P.l-10.

142. Fishbane S. Segurança no controlo do ferro. // Am.J. Kindey Dis. 2003. V.41, N5. -P. 18-26.

143. Gibson, R.S. Technical approaches to dealing with iron deficiency (Abordagens técnicas para lidar com a deficiência de ferro). Jornal Europeu de Nutrição Clínica, 1997. V.51, p.25-27.

144. Haglund B. Ryckenberg K. etc. Evidência da relação entre a diabetes tipo I e a baixa concentração de zinco nas águas subterrâneas, que surgiu na infância. // Diabetes assistance August 1996; N19(8), P873-5.

145. Hahn S. Cho K. etc. Diagnóstico pré-natal bem sucedido de ADN de quatro novas mutações na doença de Menkes clássica. //Mol Genet Metab maio 2001; N73(l). B.86-90.

146. Hallberg, L Rossander L. The effect of Differenr drinks on the absorption of non-gem iron from composite foods. // Human Nutrition: practical nutrition, 1982.V.36, p.I 16-123.

147. Joseph H. Efeitos da tampa no metabolismo do ferro: um estudo clínico. // Hopkins MedJ. 1971, V.129, B.121-235.

148. Caltwasser J.P., Gottschalk R. Erythropoietin and iron. // Kidney Int. 1999.- V.69.-B.49-56.

149. Caltwasser, J.P. etc. Ensaio clínico sobre o efeito do consumo regular de chá na acumulação de ferro na hemocromatose genética. //Gut, 1998. V.43, B.699

150. Kataghiorghes G.J. Human ferraginetic / / Curr. High. Molec. Pharmacel. 1993.- V.1.-B.189-211.

151. Khan A.S., King S.A. The importance of ferritin in iron-deficient children and whey. // J. Pak. Med. Dots. outubro de 2005 V.55(10). P.420-3.

152. Kirschgessner ML, Sowarts F.J. Scnegg A. The interaction of important metals in human physiology in the clinic biochlinic and nutritional aspects of microelements. 1982. -B.477-512.

153. Cleway L.M.The use of zinc to remove copper from patients in pediatric Wilson's disease. // JLab.Clin.Med.2001. Mar; V. 137 (3), B. 191-8.

154. Lachili B. Faure H. etc. Microelementos do sangue na Argélia, sua relação com o género e a idade. // bit. J. Vitam Nutr. Res 2001 .Mar V.71(2). B. 111-6.

155. Chumbo, cádmio e mercúrio. In: micronutrients and health in Human Nutrition. Genebra, Organização Mundial de Saúde, / 1996.- P.59-62.

156. Leblanc J.C., Guerin T. et al., 1-avaliação do efeito alimentar de 18 elementos do estudo da dieta geral francesa. // Food additive. 205 julho; V.22(7), B.624-41.

157. Long KZ, Montoya Y et al. Ensaio clínico duplamente cego, aleatório, sobre os efeitos da suplementação de vitamina A e zinco na diarreia e infecções do trato respiratório em crianças na Cidade do México. Am. // J. Clin.Nutr. 2006. Mar V.83(3). P.693-700.

158. Losoll V., Brittenham G.M., Wolf A. V. etc. O efeito da anemia por deficiência de ferro e da terapia com ferro na permeabilidade do teste de desenvolvimento rápido. Pediatrace.1987.- V.79. №5.-P.981-985.

159. Mertz W. Clinical and public health significance of chronium // current topics in nutrition and disease. - NY, 1992. -P. 36-38.

160. Musnafa Abd E1-A1 Hegazi Hassan. Zinco, cobre, ferro e IGF-I, IGFP-III e BMD séricos e urinários em relação ao crescimento dos nossos bebés e crianças saudáveis. // Coleção de teses do V Congresso de Pediatras do Uzbequistão. Tashkent, 2004. - S.269-270.Neil Gordon. Temir tanqisligi va aql.//Ped. -2005 yil. -No1-S.92-97.

161. Paglia D.E., Valentin V.N. Studies on quantitative and qualitative description of erythrocyte glutathione peroxidase. // Cllab. din. Med., 1967, V.70, B.158-169.

162. Perewusng K.G., Huch R., Huch A., Breymann L. Parenteral iron therapy in obstetrics 8 years of practice of using an iron-sugar complex // Britannia. J. Nutr. -2002. - V.88. - R.3-10.

163. Portillo-Castillo ZC, Solano L, Fajardo Z. O risco de um baixo nível de carência de macro e microelementos -.2003

164. Schrauzer G.N. Discovery of essential trace elements: a summary of information on the study of Biological Trace Elements. - N.Y.; Londres, plenum publishing.-1984. B. 124-129.

165. Siegmund R., Lossner J., Bachmann H. etc. Bioquímica e Patobioquímica. // Farm-pharmacoter. 1998. Bd. 127.-B.211-214.

166. Skikne B., Baines R.D. Absorption of iron. In the exchange of iron in health and illness. / Brock J.H., Holliday J.V. Pippard M.J. e Powell L.V. (Ed.) Londres. - 1994. -B.151-188.

167. Solano L, Fajardo Z. O risco de carência de macro e microelementos em crianças pré-escolares com baixos rendimentos. // Valencia, Venezuela. Investir. Cline. março 2004; V.45 (l). Pp. 17-28.

168. Stevens J; Lubitz L. Duration of breastfeeding and symptomatic zinc deficiency in premature babies. // J. Pediatrician Child. 1998. V.34 (l). B.97-100.

169. Sun A.H., Wang Z.M. etc. Perda auditiva súbita idiopática e perturbação do metabolismo do ferro. Exame clínico de 426 casos. // ORL; Journal of Oto-rhino-laryngology and related specialties. 1992, V.54, B.66-70.

170. Thibault H., Galan P. etc. Immune response in young children with iron deficiency: the effect of iron supplementation on cell-mediated I immunity. // European Journal of Pediatrics. 1993, V.152, B.120-4.

171. Umreit J.H., Conrael M.D., Moore E.G. etc. Absorção de ferro e transporte celular: paradigma mobilferrina / paraferrina // seminários Hematologia. - 1998. - V.35. -P. 13-26.

172. Vernet M. Receptores de transferrina: o seu papel no metabolismo do ferro e a eficácia do seu diagnóstico // Ann. Biol. Chem. -1999. - V.57. -B.9-18.

173. Wagoner D.J., Bartnikas T.B., Gitlin J.D. Neurodeg.the role of copper in enerative disease. // Neurobiol. Dis., 1999, V.6, P.221-230.

174. Walter T., Dallman P.R. etc. The effectiveness of iron-enriched baby grain in the Prevention of iron deficiency anemia. // Pediatrics. 1993, V.91, B.976-82.

175. Wasserman G.A., Liu X., Parvez F. The effect of manganese on water in Araihazar and the intellectual function of ildren, BangladeshV / Environ Health Perspective. janeiro de 2006; 114 (l)P.124-9.

176. Werwood M. Ferritin in human tissues and serum, Clin. Hematol. - 1982. - V.2.-B.275-207.

177. Whig J., Narang A.P.S., Goyal S.C. etc. // Trace elements and electrotes. // Trace elements and electrolytes. 1995. V.12. No. 4.P.198.

178. QUEM (PMCEF) IT. Indicadores para avaliação e prevenção da deficiência de ferro. Relatório consultivo Jenev, World. Health Organization (inpress), 1994. -P. 87-91.

179. Wibowo AAE, Herber RFM, Das HA, etc. O nível de metais no cabelo como indicador de poluição ambiental em crianças pequenas. // Environ Res 1986, V.40. P.346-53.

180. Yip R: Deficiência de ferro: problemas científicos modernos e abordagens internacionais de software. // J. Nutr. 1994,124, 1479s1490s.

181. Zeisler R, Greenberg RR, Stone SF. Procedimentos de análise radioquímica e instrumental por ativação com neutrões para detetar níveis baixos de elementos vestigiais no fígado humano. J Radioanal Nucl Chem. 1988. B. 57-59.

182. J.uk L.I., Cyst A.A. Análise da ativação neutrónica capilar de Hmnan: análise ao nível da população, mapeamento. // Jornal de Física da Checoslováquia, V.49 (1999). B. 68-72.

183. Juk L.I. Danilova E.A. et alatrophe é a composição do cabelo humano na monitorização e mapeamento ambiental. // Kliwer Academic Publishers.Impresso nos Países Baixos. 2001.P.217-225.

184. Prasad A.S. Clinical, biochemical and pharmacological role of zinc. // Annu.Row.Pharm.Toxicol, 1979, V.I 9, P.241-256 79, V.I 9, P.241-256.

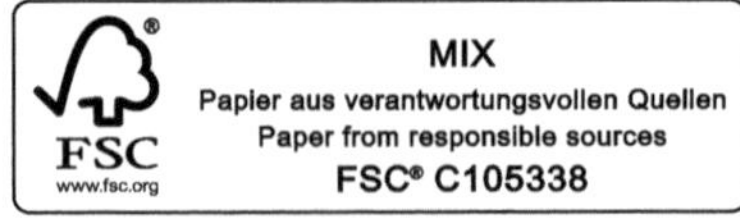

Printed by Books on Demand GmbH, Norderstedt / Germany